国医大师

亲笔真传系列

张琪

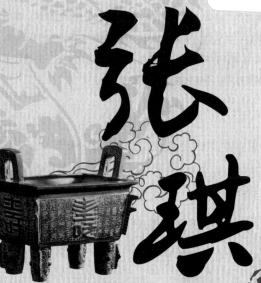

脉学刍议

张 琪●著

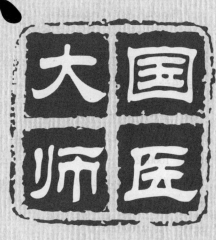

中国医药科技出版社

内 容 提 要

　　本书为国医大师张琪教授的经验经典之作，论证了脉与症是病机实质反映于外之症候，在正常情况下须脉症合参，又要注意在反常情况下需舍症从脉，或舍脉从症；同时阐述了脉学中的胃、神、根，并将《伤寒论》、《金匮要略》中有关脉证条文，撷择阐释，以期作为辨证论治之示范。并阐述了二十七脉脉象主病。本书可供广大中医药临床工作者、中医药院校学生阅读参考。

图书在版编目（CIP）数据

　　张琪脉学刍议/张琪著 . —北京：中国医药科技出版社，2014.1

　　（国医大师亲笔真传系列）

　　ISBN 978 – 7 – 5067 – 6431 – 5

　　Ⅰ.①张…　Ⅱ.①张…　Ⅲ.①脉学 – 研究　Ⅳ.①R241.1

　　中国版本图书馆 CIP 数据核字（2013）第 237231 号

美术编辑　陈君杞

版式设计　郭小平

出版　中国医药科技出版社

地址　北京市海淀区文慧园北路甲 22 号

邮编　100082

电话　发行：010 – 62227427　邮购：010 – 62236938

网址　www. cmstp. com

规格　710 × 1020mm¼₁₆

印张　11¼

字数　156 千字

版次　2014 年 1 月第 1 版

印次　2023 年 5 月第 4 次印刷

印刷　三河市百盛印装有限公司

经销　全国各地新华书店

书号　ISBN 978 – 7 – 5067 – 6431 – 5

定价　**25.00 元**

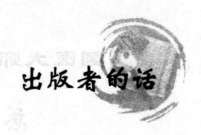

出版者的话

祖国医学源远流长，千百年来，中医药学能够传承发扬，不断创新，一代又一代的医家经验功不可没。

2009年4月由原卫生部、国家中医药管理局、人力资源和社会保障部联合评选产生了我国首届30位"国医大师"。这是新中国成立以来，中国政府部门第一次在全国范围内评选出的国家级中医大师，是中医发展历史上重要的里程碑。

国医大师是当代中医药学术的集大成者，也是当代名老中医的杰出代表，体现着当前中医学术和临床发展的最高水平，他们的学术思想和临证经验是中医药学的宝贵财富。这些大师大都在自己的学术壮年时期，就著述颇丰，并且对目前的临床工作依旧有很强的指导性。但遗憾的是由于出版时间已久，目前市场已很难见到，部分著作甚至已成为中医学习者的收藏珍品。

基于此，我社决定出版一套《国医大师亲笔真传系列》丛书，主要挑选各位大师亲笔撰写的、曾经很有影响力、到目前还对临床具有较高实用价值的图书，重新修订再版，以满足广大临床工作者的需求，同时，也为我国的中医药传承事业尽一些微薄之力。

为使读者能够原汁原味地阅读各医家原著，我们在再版时采取尽可能保持原书原貌的原则，主要修改了原著中疏漏的编辑印制错误，规范了文字用法和体例层次。此外，为不影响原书内容的准确性，避免因换算造成的人为错误，部分旧制的药名、病名、医学术语、计量单位、现已淘汰的检测项目与方法等均不做改动，更好地保持了原貌。

本套丛书第一批有15个品种，为了突出每位医家的特点，我们对原书名进行了微调，具体如下：

《任继学医学全书》：包含任老亲笔编著的两本著作：《悬壶漫录》和《任继学经验集》。其中《任继学经验集》一书，还补充了一些任继学教授晚年的随笔文章和医话。

《邓铁涛医话集》：按照邓铁涛教授的建议，将《邓铁涛医话集》和《邓铁涛医话续集》两本书合并，并对相关内容进行分类和整理，以便能够更集中地反映邓老在中医学术和教育上的主要观点。

《李济仁点评杏轩医案》：原书名为《杏轩医案并按》。《杏轩医案》本身即为中医上乘之作，《李济仁点评杏轩医案》一书不仅有经作者认真点校后的《杏轩医案》全文，而且有李济仁先生为各条案例所撰写的按语、注文，实为校按古籍医书之典范。

《李济仁点评名老中医肿瘤验案》：原书名《名老中医肿瘤验案辑按》。本书搜集当代80余位名老中医治疗肿瘤之验案201篇，尤为珍贵者，书中大部分医案，为名老中医珍藏之手迹。其中有些医案更是名老中医教授生前最后时刻亲笔成文的，从未公诸于世。

《痹证痿病通论》：为《痹证通论》和《痿病通论》两本书合订而成。是李济仁教授在20世纪八九十年代编纂出版的。

《济仁医录》：保持原书名。为李济仁教授行医期间对中医理论和临床的心悟体会。

《新安名医及学术源流考》：原书名为《新安名医考》，此书不仅是一本医家人物史志，而且是一本学术性专著，可谓新安名医各家学说集大成之作。

《班秀文妇科奇难病论治》：原书名《妇科奇难病论治》。

《班秀文妇科医论医案选》：保持原书名。

《张琪脉学刍议》：原书名《脉学刍议》。

《张学文论治瘀血》：原书名《瘀血论治》。

《张学文谈中医内科急症》：原书名《中医内科急症学简编》。

《张学文临证心得手记》：原书名《张学文医学求索集》

《实用温病学》和《感证治法与类方》：此两本书是张灿玾教授早年的临床教学心得，又经近两年亲笔修改补充而成，属于第一次出版。

希望本套丛书的出版能够在一定程度上满足广大临床工作者对名医经验学习的渴求，对推动中医事业的继承和发展、弘扬民族医学和文化，做出一定的贡献。

中国医药科技出版社

2014 年 1 月

前　言

　　脉诊为四诊之一，是辨证论治的一个重要组成部分。在《内经》、《难经》、《伤寒论》、《金匮要略》诸书中，已有了脉诊的记载，后经历代医家根据临床实践，不断加以丰富充实，乃逐渐形成一种系统化的专门学问。然而，在诸家的脉学著作中，皆详于脉而略于症，和望、闻、问三诊不相衔接，且大多是其某脉主某症，对其原理则谈得很少，使后人知其然而不知其所以然，以至阻碍了脉学的进一步发展。因此，笔者在工作之余，将张仲景有关脉症结合部分摘录下来，加以阐释，根据切身体验提出了一些看法。同时针对脉学研究中存在的某些问题，写出自己的粗浅体会，集结成书。《脉学刍议》一书初版于 1965 年，付梓后陆续接国内贤达来函，予以赞许，倍感惶愧。中医学术不断发展，该书也在 1986 年再版，在当时受到广大中医工作者欢迎。本次应出版社邀请，对该书进行了增补修订。

　　特别要指出的是近年来某些中医师对脉诊有两大误区，一是把脉神化了，脉诊是中医四诊之一，必须和望、闻、问诊结合，四诊合参，不能片面地单凭脉来诊断疾病，这是一大误区。另一个就是忽视脉诊，只通过问诊病人的自觉症状就处方用药，有不少病人反映有些中医不诊脉就处方用药，忽视了脉诊，这又是一大误区。两者值得注意，临证必须加以纠正。

张琪

2013 年 11 月于哈尔滨

目录

第一章　从中医学理论体系探讨脉学 ……………… 1

一、人体的生命根基 ………………………… 2

二、脉与阴阳、营卫、气血 ………………… 3

三、脉与五行 …………………………………… 5

第二章　脉与症 ……………………………………… 8

一、求本治本 …………………………………… 8

二、脉症合参 …………………………………… 9

三、脉症从舍 ………………………………… 10

四、脉症宜忌 ………………………………… 13

第三章　论脉诊中的胃、神、根 ………………… 15

一、胃气 ……………………………………… 15

二、神气 ……………………………………… 19

三、根 ………………………………………… 21

第四章　寸、关、尺三部分候脏腑的商榷 ……… 23

一、分候脏腑的根据 ………………………… 23

二、分候脏腑的实用价值 …………………… 25

第五章　三部九候与独取寸口 …………………… 30

第六章　仲景脉学及其在辨证中的运用 ………… 35

第一节　概述 ………………………………… 35

一、仲景脉学的发展以及和后世脉学的关系 ……… 35

二、平脉辨证 ……………………………… 36

三、窥测病势的传变 ……………………… 37

四、阐释病机，指导治疗 ………………… 38

第二节　仲景脉学 ………………………… 39

浮脉（39）　　　浮缓脉（51）　　　浮紧脉（52）

浮数脉（55）　　浮弱脉（58）　　　浮大脉（60）

浮滑脉（62）　　浮迟脉（63）　　　浮芤脉（64）

浮涩脉（64）　　浮洪脉（66）　　　浮动数脉（67）

浮虚涩脉（68）　浮微涩脉（68）　　浮弱涩脉（69）

沉脉（69）　　　沉紧脉（74）　　　沉迟脉（77）

沉微脉（79）　　沉滑脉（80）　　　沉弦脉（81）

沉细脉（83）　　沉弱脉（84）　　　沉迟小紧数脉（85）

弦脉（85）　　　弦细脉（90）　　　弦迟脉（91）

弦数脉（92）　　弦浮大脉（93）　　弦细芤迟脉（93）

数脉（94）　　　迟数脉（99）　　　迟滑脉（102）

迟缓脉（102）　　微脉（102）　　　微浮脉（108）

微实脉（109）　　微大迟脉（109）　微细沉脉（110）

微缓脉（111）　　微弱数脉（112）　微细脉（112）

微弱脉（113）　　微数脉（115）　　微沉脉（118）

微涩脉（119）　　紧脉（121）　　　紧弦脉（126）

紧沉脉（128）　　伏脉（129）　　　虚脉（131）

虚沉弦脉（132）　虚芤迟脉（132）　实脉（134）

滑脉（136）　　　涩脉（137）　　　涩弦脉（138）

涩小脉（138）　　大脉（139）　　　洪大脉（140）

结脉（141）　　　代脉（142）　　　促脉（143）

革脉（144）　　　弱脉（144）　　　弱涩脉（146）

第七章　二十七部脉脉象及主病 ………… 147

浮脉（147）　　　沉脉（148）　　　迟脉（149）

数脉（150）　　　滑脉（151）　　　涩脉（152）

虚脉（153）　　　　实脉（154）　　　　长脉（155）

短脉（155）　　　　洪脉（156）　　　　微脉（157）

紧脉（158）　　　　缓脉（159）　　　　芤脉（160）

弦脉（161）　　　　革脉（161）　　　　牢脉（162）

濡脉（软脉）（163）　弱脉（164）　　　　散脉（164）

细脉（165）　　　　伏脉（166）　　　　动脉（167）

促脉（168）　　　　结脉（169）　　　　代脉（169）

目
录

第一章 从中医学理论体系探讨脉学

脉搏的跳动是由于心脏的舒张和收缩的原因。每当心脏收缩时，动脉管内压力突然增加，于是动脉管突然膨胀，而心脏舒张时，动脉压降低，则动脉管恢复原状。动脉管的这种节律性搏动，即称脉搏。中医学对此已早有相似的认识，如《灵枢·决气》篇记载："……壅遏营气，令无所避是谓脉。"壅遏营气，令无所避，是说动脉内压力升高，血液被推行起伏的情况。可见秦汉时期已经对脉搏有了比较合理的认识，对脉搏的来源，亦有了和西医学近似的论述。如，"心之合脉也"（《素问·五脏生成篇》），"心主身之血脉"（《素问·痿论》），"脉者，血之府也"（《素问·脉要精微论》）等等，这些脉搏来源于心脏的说法和近代医学论断是符合的。

脉既然发源于心脏，为什么能察出全身的疾病呢？有许多人提出这样的问题，在解答这个问题之前，必须把脉学的来龙去脉探索清楚。

中医学中的阴阳五行、脏象、经络、卫气营血理论体系，从宏观上构成人体，是建立在对立统一整体观之上的，脏腑经络之间，相互制约和相互依存，纵横交错的联系，构成了一个不可分割的整体。如果这种生理功能一旦遭到破坏，即出现病理状态，医者根据其证候，通过四诊手段加以归纳分析，便能抓住病机的症结，切脉作为四诊之一，是不可缺少的重要一环。倘若不从这个角度探索，只从心脏和循环系统的观点分析中医的脉诊，那么，势必割裂中医理论体系，必然不能全部反映脉学的实用价值，因而脉学的精华特色也将无从得知。为此，要想探索脉学的机制，必须从中医学理论体系入手，仅就个人体会，提出下列看法。

一、人体的生命根基

人体生命根基在于命门。命门之所以成为生命根基，是因为真阳中蕴藏着真阴，真阴、真阳相互制约、相互资生，推动有机体的变化，构成了生命的源泉和动力。五脏六腑、四肢百骸及每一个细小组织结构，都是建立在阴阳对立统一的基础上的。如明代医学家张介宾说："……命门之火谓之元气，命门之水谓之元精；五液充则形体赖而强壮，五气治则营卫赖以而调，此命门之水火，即十二经之化源。故心赖之则君主以明，肺赖之则治节以行，脾胃赖之济仓廪之富，肝胆赖之资谋虑之本，膀胱赖之则三焦气化，大小肠赖之则传导自分。此虽云肾脏之伎巧，而实皆真阴之作用。"（《类经附翼·求正录·真阴论》）真阴没有真阳不能成为真阴；真阳没有真阴也就不能成为真阳，"孤阳不生，孤阴不长。"液和气分开来谈，虽说阴主液，阳主气，但从总体上看，二者又是阴阳化合的具体产物。构成人体五脏六腑功能活动的源泉，正是由于命门中水火（真阴真阳）不断地相互制约、相互依存而产生的。张介宾说："阴阳原同一气，火为水之主，水即火之源，水火原不相离也，何以见之？如水为阴，火为阳，象分冰炭，何谓同源？盖火性本热，使火中无水，其热必极，热极则亡阴，而万物焦枯矣。水性本寒，使水中无火，其寒必极，寒极则亡阳，而万物寂灭矣。此水火之气，果可呼吸相离乎？其在人身即是元阴元阳，所谓先天之元气也。欲得先天，当思根柢命门，为受生之窍，为水火之家，此即先天之北阙也。"（《景岳全书·传忠录·阴阳篇》）张氏取象比类，阐明人体脏腑机能运动不息的源泉，在于水火（阴阳）两种力量相互制约和相互依赖的结果。中医学一向认为，人之所以生，生命之所以能持续，实源于水火之相济。但是水火两种力量，必须在不断地争胜状态下，才会产生运动不息的作用。如果一方有了偏盛偏衰，则削弱了争胜的力量，人体就由生理状态转化为病理状态。张介宾说："凡诊病施治，必须先审阴阳，乃为医道之纲"（《景岳全书·传忠录·阴阳篇》）。《伤寒论·辨脉法》指出："凡脉大、浮、数、动、滑，此名阳也；沉、涩、弱、弦、微，此名阴也。"阴脉阳脉反映机体阴阳偏盛偏衰病机，作为辨证之总纲。倘若一方遭到完全破坏，形成有水无火，有火无水的局面，于是生命也就随之终结。中医判断疾病以阴阳存在与否为关键，道理即在于此。

二、脉与阴阳、营卫、气血

中医学认为，脉是人体生理的反映，它是建立在阴阳、营卫、气血对立统一的基础上的。

营卫、气血是作为阴阳的一部分。行于脉内的是营和血，行于脉外的是卫和气（"营行脉中，卫行脉外"）。营中有卫，卫中有营，才能往来相贯，如环无端，使血液有规律的循环不息。因此营卫相协调，乃血液正常运行的动力。"气如橐籥，血如波澜"。气象风箱一样，鼓动血液运行，"气为血之帅，血为气之守。"气统御血；而血又濡养气，两者相互依倚。清代医学家唐容川说："人身之气游于血中，而出于血外，故上则出为呼吸，下则出为二便，外则出于皮毛而为汗。其气冲和，则气为血之帅，血随之而运行，血为气之守，气得之而静谧。气结则血凝，气虚则血脱，气迫则血走，气不止而血欲止不可得矣………"（《血证论·吐血》）。临床上治下血不止，用止血药无效，以补气药而血止，是气不摄血之故。治吐血以止血药无效，用理气之药而血即止。都说明了气和血的依存关系。清代医家邹丹源说："血与气异体得脉而同化，卫与营各行得脉而相应，故脉之中阴阳统焉。"（《四诊扶微·管窥附余》）。邹氏具体阐明了脉与阴阳、营卫、气血的关系。《素问·阴阳应象大论》谓："阳在外，阴之使也，阴在内，阳之守也。"明代医家孙对薇也说："阴根于阳，阳根于阴，表属阳以活动为性体，而有静顺之阴在内，里属阴，以静顺为性体；而有活动之阳在中，乃相依倚也。"（《四诊扶微·脉审阴阳顺逆》）所有这些，都是阴阳互根的具体体现。这种关系，一旦遭到破坏，就出现阳亢阴倾或阴盛阳衰的病态，脉的动态，自然随之变化，前者由于活动性亢盛，静顺性不足，故出现大、浮、滑、动、数等阳脉；后者由于静顺性过盛，活动性不足，故出现沉、涩、弱、弦、微等阴脉。辨别阴阳为辨证的纲领，故《素问》提出了"察色按脉，先别阴阳"。《阴阳别论》说："脉有阴阳，知阳者知阴，知阴者知阳。"

单纯的阴病和阳病，出现阴脉阳脉，一般容易使人理解，但有时病机阴阳交错，脉象亦常错综复杂，阴脉中复现阳脉，阳脉中亦常见阴脉。如《难经·四难》指出：脉有一阴一阳、一阴二阳、一阴三阳，有一阳一阴、一阳二阴、一阳三阴……所谓一阳一阴者，谓脉来沉而滑也，一阴二阳者，谓脉来沉滑而长也，一阴三阳者，谓脉来浮滑而长时一沉也；所谓一阳一阴者，谓脉来浮而涩也，一阳二阴者，谓脉来长而沉涩也，一阳三阴者，谓脉来沉涩而短时一浮也。浮、沉、长、短、滑、涩六脉的相互兼见，说明了病机的错综复杂，阴阳交错，上下相乘，反映了这些矛盾间的相互关系。如沉脉属阴，沉而兼滑数，又属阳，为阴中有阳。浮脉属阳，浮而兼见迟缓又为阴，为阳中有阴。前者为里热，后者属表虚。其他还有一阴脉兼见多种阳脉，或一阳脉兼见多种阴脉的情况，必须结合症状，通过四诊，精心分析，才能抓住疾病的实质。还有由于阴阳二者的关系，有对立的一面，有依存的一面，所以在一定的条件下，可以各自向着相反的方向转化，阳可以转化为阴，阴可以转化为阳。这种转化的条件，决定于人体防御能力的"正"和致病因素的"邪"，两种力量对比的情况。如"阴病见阳脉者生，阳病见阴脉者死"。（《伤寒论·辨脉法》）前者是正盛邪负，后者是邪盛正负，对判断疾病预后，有着重要的意义。同时亦随着疾病发展的不同阶段而转化。如有始病为阴，渐转为阳；始病为阳，渐转为阴。阴阳消长之机，实即正邪互为胜负的趋向。伤寒三阳转三阴，温病由上、中焦转为下焦，都是由阳转阴的例子。此时，脉常伴随病机而转化，所以脉诊在指导辨证论治中的实际意义是非常重要的。

脉的阴阳还有伏匿隐藏之说。如伤寒阳明腑证，本属实热内结，而脉见迟结，真热假寒的病，本属阳盛格阴而现沉伏之象。这些情况，又说明了阴阳之间的互相乘袭和互相隐伏。因此可知，伏匿的脉象，不是说明它是疾病本质的假象，恰恰相反，却是疾病本质的真实反映。如伤寒热病，脉不出现迟结，而现浮大，则不可妄议攻下，原因在于浮大之脉，实热尚未结聚。阳盛格阴，热深厥深，阳气隐伏，故脉沉伏甚至不见。所以从脉搏的伏匿来看，好像是阳证见阴脉，但从疾病的实质来看，则是实热隐伏于内的表现，又是疾病现象的本质反映。

三、脉与五行

五行相生相克规律，阐明人体各部分的联系和人体与自然环境的联系，相生相克不是五行之质，而是五行之气。古人用五行的性质反映五脏的功能和脉搏的形态，这种学说是建立在天人相应，取象比类基础上的。五脏之间保持正常的相互制约关系，无太过，无不及，则出现五脏之平脉。如肝属木，木的性质主升发，曰曲直，于时应春，故脉来端直以长，濡弱轻虚之中带有滑象，曰弦。心属火，火性热，曰炎上，于时应夏，故脉来盛去衰,谓之洪。肾属水,水性寒,曰润下,主沉降,于时应冬,故其气来沉搏,曰沉。肺属金,金性清肃曰从革,主收敛,于时应秋,故见于指下有轻虚之象,来时急,去时散,谓之浮。脾属土,土性濡,曰稼穑,主中和,于时应长夏,脉来应指有一种悠扬和缓之象,曰缓。以上反映了五脏之间的正常生理功能活动。如果有了太过和不及,"气有余则制己所胜,而侮所不胜,其不及则己所不胜,侮而乘之,己所胜,轻而侮之"(《素问·五运行大论》)便破坏了平时的相互制约关系,出现了病理状态。张介宾说:"邪气之来皆有余,故太过……元气之伤惟不足,故不及。"所以每个脏腑的病变,都有太过和不及,如肝木亢盛,则脉来强实,弦而有力,不及则脉来不实,弦微无力。心火亢盛,则脉来盛去盛,洪而有力,不及则脉来不盛,去时反盛。肺金气亢盛,则脉来浮软而中央坚,两旁虚,不及则脉来浮软而微。肾水气太过,其脉来如弹石,不及则脉去如数。脾土气太过,则脉来如水之流,不及则坚锐如鸟之喙。脉搏的形态反映五脏的变化,是建立在五行学说的基础上的。乃前人在长期实践中,创造出来的理论,对临床具有实际意义。如临床上常见眩冒、巅疾(高血压一类疾病)绝大多数出现弦脉,其机理属于肝木之气太过,木主升发,为人体气化升多降少之征。又有弦见于右关乃木盛侮土之象,临床上常见胃脘胀满、腹痛等症。其他如火盛刑金(肺炎、肺结核、肺脓疡一类疾病),而脉见洪数。寒湿溺盛而脉见沉缓(脾土之气为湿,肾水之气为寒),为历试不爽的事实。这些都说明前人借五行的性质,归纳五脏的生理和作用,实是一种创举。关于五行生克制化规律,反映于脉的问题,如:……问曰脉有相乘,有纵有横,有逆有顺,何谓也?师曰:水行乘火,金行乘木,名曰纵,火行乘水,木行乘金,名曰横,水行乘金,火行乘木,名曰逆,金行乘水,木行乘火,名曰顺也(《伤寒论

·平脉法》）。纵横顺逆，即五脏生克制化的关系，每一行皆有克我，我克，生我，我生的规律，纵是我克，横是克我，我生曰顺，生我曰逆。生中寓克，克中寓生，相互制约，相互资生，才能保持机体的生化不息。如脏腑间偏亢偏衰，制约关系遭到破坏，便出现太过不及之脉，即为病态。《素问·六微旨大论》说："亢则害，承乃制，制则生化……害则败乱"，实即此意。

第二章 脉 与 症

一、求本治本

脉与症是疾病反映于外部的现象，病生于内则证候必现于外。众所周知，任何事物的本质都要通过一定的现象表现出来；任何事物的现象又必定是它的本质在某一方面的表现。从这一观点出发，可以使我们对中医学的辨证论治有进一步的认识和正确的理解。张介宾以脉色喻血气之影，他说："脉色者，血气之影也，形正则影正，形斜则影斜，病生于内，则脉色必见于外，故凡察病者，须先明脉色……"（《景岳全书·传忠录·十问篇》）明代医家汪石山说："夫脉者，求乎营与卫也，而营行于脉之中，卫行于脉之外，苟脏腑和平，营卫调畅，则脉无形状之可议矣，或者六淫外袭，七情内伤，则脏腑不和，营卫乖谬，而二十四脉之名状，层出而叠见矣。"（《脉诀刊误·矫世惑脉论》）这些观点，都是遵循《内经》治病必求其本的原则。只有认识到疾病的病因病机，才能掌握住疾病发生发展的客观规律，从而有的放矢地进行治疗。清代医家喻嘉言说："故凡治病者，在必求于本，或本于阴，或本于阳，知病所由生，而直取之，乃为善治，若不知求本，则茫如望洋，无可问津矣。"（《医门法律·申治病不明标本之律》）诚然，一个医生如果不明病本，盲目施治，则没有不误事的。张仲景《伤寒论》平脉辨证的实质，就是继承和发扬了《内经》治病求本的中心思想，给后人树立了辨证求因，审因论治的典范。本，是什么呢？张介宾概括地说明了这个问题。他说："或因外感者，本于表也，或因内伤者，本于里也，或病热者，本于火也，或病冷者，本于寒也，邪有余者，本于实也，正不足者，本于虚也。但察其因何而起，起病之因便是病本，万病之本，只此表、里、寒、热、虚、实六者而已。知此六者，则表有表证，里有里证，寒热虚实无不皆然……"（《景岳全书·传忠录·求本论》）中医不论对待任何疾病，以及这种病的变化如何错综复杂，都不能离开阴、阳、寒、热、表、里、虚、实八纲的范畴。而八纲中每一纲皆有它的外部证脉，如阴证、阳证、表证、里证等。因此，可以认为证脉本身就是疾病本质现象的总和。辨证论治和对证治疗之所以有根本差别，就在于前者是求本治本，后者是求标治标。张介宾批判那些但知治标，不知治本者，说："时医治病但知察标，不知察本，且常以标本为借口。曰：急则治其标，缓则治其本，是岂治内经必求其本之意。"（《景岳全书·传忠录·论时医》）明代医学家王应震说："见痰休治痰，见血休治血，无汗不发汗，有热莫攻热，喘生毋耗气，精遗勿涩泄……"（《医宗必读·肾为先天本·脾为后天本论》）都是告诉我们不要被病的表面现象所迷惑，必须以求本治本为首务。因为病本一经拔除，则诸症随之悉解。所以说它和"头痛医头，脚痛医脚"的治疗方法，不可同日而语。

二、脉症合参

疾病的标与本，亦即疾病的现象和本质。中医诊察疾病运用四诊，通过脉症，而探索病本（因），也就是通过疾病的外部现象，进而探索疾病的内在本质。但是，由于脉与症是疾病现象的两个方面，所以在诊察疾病时，必须把两者有机结合起来，才不致误诊。《伤寒论》的辨证论治内容，都是建立在脉与症紧密联系相互印证基础上的。如"太阳之为病，脉浮，头项强痛而恶寒"（《伤寒论·辨太阳病脉证并治上篇·第一条》），脉浮与恶寒等症结合互参知为太阳表证，如果脉沉与恶寒同见，则又属少阴里证了。"阳明脉大"（《伤寒论·辨阳明病脉证并治篇·第一八六条》），"少阳脉弦"（《伤寒论·辨少阳病脉证并治篇》），"少阴脉微细"（《伤寒论·辨少阴病脉证并治篇·第二八一条》），但必须有阳明、少阳、少阴等经的证候与之相应才能成立，否则另当别论。症同脉不同，或脉同症不同，皆为有异的征象。如麻黄汤和附子汤证，都有周身疼痛，但前者脉浮紧，后者脉沉微，症虽同，脉迥异。因而得出的结论，一个是风寒外束，一个是阳虚阴盛，二十五条"服桂枝汤，大汗出，脉洪大者，与桂枝汤，如前法……"（《伤寒论·辨太阳病脉证并治上篇》）和二十六条"服桂枝汤，大汗出后，大烦渴不解，脉洪大者，白虎加人参汤主之"（《伤寒论·辨太阳病脉证并治上篇》），两者脉皆洪大，一个有大渴，一个无渴，脉同症不同，病机就有霄壤之别。所以在辨证时，既不能单凭脉的一面，又不能单凭证的一面，必须脉症合参，才能客观全面。任何夸大脉的作用，或离开脉谈症，都有片面性。清代医学家徐大椿说："……脉与证分观之，则吉凶两者不可凭，合观之则某症忌某脉，某脉忌某症，其吉凶乃可定矣。"（《医学源流论·脉证轻重论》）他批评那些单纯以脉为依据的人，说："今人不按其症，而徒讲乎脉，则讲之愈密，失之愈远。"（《医学源流论·脉症轻重论》）这确是经验之谈。喻嘉言推崇王氏《脉经》说："……汇脉之中，间一汇证，不该不贯，抑知形有盛衰，邪有微甚，一症恒兼数脉，一脉恒兼数症，故论症不论脉不备，论脉不论症不明。王氏汇而编之，深得古人微旨……"（《脉经·跋》）可见四诊的统一性，脉与症的紧密结合，是中医诊断学的核心内容。

三、脉症从舍

在通常情况下，脉症是一致的，但有时脉症也有不符的情况出现。其原因在于现象不就是本质，每一现象只是本质的某一方面表现。脉症不符，只能说明其中只有一种是疾病的表现，另外部分则伪混其中，是非本质的表现。张介宾说："……盖症有真假，脉亦有真假，凡见脉症有不相合者，则必有一真一假隐乎其中矣。"（《景岳全书·脉神章·从舍辨》）徐大椿说："人之患病，不外七情六淫，其轻细生死之别，医者何由知之，皆必问其症，切其脉而后知之，然脉症各有不同，有现症极明，而脉中不见者，有脉中甚明，而症中不见者，其中有宜从症者，有宜从脉者，必有一定之故，审之既真，则病情不能逃，否则不为症所误，必为脉所误矣。"（《医学源流论·脉证轻重论》）脉反映了病本，症不明显，要舍症从脉；症反映了病本，脉不明显，要舍脉从症。这样的情况是屡见不鲜的。如笔者曾诊疗噎膈病人（经西医确诊为食道癌），发病时间不久，一般营养状态尚好，症状是食入有噎塞的感觉。噎膈是难治的病，预后不良。但诊察脉搏，滑而稍带弱象，《素问》谓："脉弱以滑是有胃气"，应该预后良好。脉和症有矛盾，经过分析，初病气血尚未衰败，影响于脉，病本表现于症，所以要舍脉从症。再如常见的中风先兆病人，起居一如常人，有的头晕肢软，有的几乎无症状，但脉象多见浮大弦硬，毫无胃气，属于真阴亏损，阳亢无根，预后多致卒中。病本表现在脉，便要舍症从脉。痰症由于痰湿凝聚，气滞关格不通，脉搏因而不动，有时指下不见，或尺寸部分，一有一无，或关上不见，或时动而大小不常，有似死脉，实际痰降则愈。笔者曾治一例病人，眩晕如坐舟车之中，脉沉细似有似无，凭脉应属虚证，但询问病人既往史，一向健康，发病时间不久，就虚到这种程度（指脉细欲绝），不合逻辑。当舍脉从症，认为是痰湿作祟，给以二陈汤加天麻，结果二剂竟获痊愈。又有"久咳数岁，其脉弱者可治；实大数者死"（《金匮要略·痰饮咳嗽病脉证并治第十二》）。曾治疗一例痰饮病人，饮食起居无异于常人，诊其脉象数大有力，结果到秋季而死亡。此也是舍脉从症的例子。《难经》有"形病脉不病曰生，脉病形不病曰死"的论点。张仲景说："脉病人不病，名曰行尸，以无王气，卒眩仆，不识人者，短命则死。人病脉不病，名曰内虚，以无谷神，虽困无苦。"（《伤寒论·平脉法二·第五十三条》）。徐灵胎认为，"病有浅深，浅则仅属形病，深则脉亦病矣。"前面所举噎膈病例，病尚轻浅，气血尚未变乱，所以脉象毫无变化，但等到病深涉及气血，则脉必随之应变。中风先兆的例子，则是脉病人不病，最后突然暴发时，多致卒中。

还必须指出，形病脉不病，病浅固然可生，但是由于有些病没有有效的治疗方法，不能控制疾病的发展，就会由浅而深，同样预后不良。如肝硬化、癌瘤等。相反的脉病形不病，固然病深，预后不良，但如果采取有效的治疗方法，同样能使脉搏恢复正常，转危为安。对两者应作具体分析，不可绝对化。张仲景的平脉辨证是以脉症结合为基础的，但《伤寒论》、《金匮要略》有许多条文详于脉略于症，注家以为错讹，或认为是王叔和加入的。很难令人同意这种看法。事实上，这些条文告诉我们，疾病的证候，往往不会按照公式化出现。《伤寒论》有"但见一症便是，不必悉具"的记载。从这些地方可以体会到，在辨证中必须掌握疾病的常与变。懂得一般性和特殊性，原则性和灵活性相结合的辨证关系，自然就能掌握疾病的客观规律。还必须指出什么样的情况下从症，什么样的情况下从脉，固然不能用公式固定下来，但是它的大致轮廓还是有的，那便是必须把产生脉症不同的原因弄清楚，然后才可以触类旁通。产生脉症不同的原因，大致有以下几点。

（1）病人的体质特异时，脉象亦有特殊差异：阳亢阴虚体质，虽病寒脉常浮洪，阴盛阳虚体质，虽病热脉常沉细，胖人肌肉丰满，脉象多沉，纵受风寒未必即见表脉。瘦人肌肉瘠薄，略感外邪，脉即浮数。也有因受外伤，脉搏隐伏不见者，不可认为病脉。

（2）发病新久有异：某些新病，由于发病时间不久，未能即见于脉，故"形病脉不病"，疾病轻浅，气血尚未变乱，故脉亦无变化，某些久病，气血变乱，脉有显著改变，但症状不显著，即"脉病形不病"，多致突然有变。

（3）发病突然：气血壅滞，脉道不出，如大吐、大痛后，气血凝滞，脉道阻遏，六脉俱无，迨吐止痛安，而脉自出，不可因无脉，而认为死症。

（4）痰食诸症：脉道受阻，影响气血循行，脉象反映曲折，似隐似显，时有时无，犹似死脉，实因痰阻。

（5）凤有宿疾，复感新病，在新旧交错的情况下，脉象常错综，难以辨认，必须以症为主。

（6）邪势来之甚急，症先出现，脉还未来得及与之相应，应该以症为主。

总之，要想准确掌握脉症从舍，必须对病人的体质，发病轻重，有无宿疾等等，进行周密诊察，由此及彼，由表及里，全面考查，综合分析，然后自然能够识别真假，知所舍从了。

四、脉症宜忌

在中医诊断学上，有某症见某脉顺，某症见某脉逆等记载，据此推测疾病的预后，往往可靠。揆其原因主要是通过脉症把握了疾病的本质，根据疾病本质的变化，进而掌握疾病的规律性，所以能推测疾病的顺逆演变。《脉诀》、《四言举要》一类书籍，把这些内容编成歌诀，使人易读易记，尤其是对初学医者，帮助更大。但由于其中内容缺乏理论阐述，使人知其然不知其所以然，实感美中不足。所以笔者认为，应该再把它的道理阐明，以便使人读后不仅有实践依据，而且有理论指导。只有如此，中医学术才能得到提高和发展。如中风一证（内风），属于肾水亏耗，木旺火炽，风火相煽，若脉体坚大急疾，则为肾水亏竭，阳亢无依，故属逆证；若见浮、迟、缓一类脉象，乃阳虽亢，而阴尚未致大亏，阴阳尚能维持协调，故为顺证。伤寒热病，脉见浮洪为阳病阳脉，正气亢奋，能胜邪气，故为顺象；若见沉、微、涩、小，为阳病见阴脉，正气不足，邪气有余，正不胜邪，故为逆象；汗后脉静身凉，则为邪退正安，汗后脉躁发热，则为邪气方张，病势正在发展，未为愈候。"阴病见阳脉生，阳病见阴脉死"，乃掌握正邪进退转机之论，对于指导临床具有现实意义。失血病脉喜见缓小，忌见数大，因为失血一般属于阴虚阳亢，血热妄行，脉缓小身凉，标志着阴血虽亏，尚能与阳维系，血得潜藏，预后多吉。反之，若脉见数大，身热，则表明阳气亢盛，血被迫妄行外溢，即使暂止，必复有出血之虞。心腹积聚，其脉坚强急者生，虚弱者死，亦因脉见坚强，反映了机体充盈，未受戕害，可任削坚攻破之药治疗，有痊愈之望。若脉见虚弱，则正气不足，邪实正虚，消则伤正，不消则积不能除，故预后多逆。

以上例子很多，限于篇幅不拟多举。总之脉症的宜忌，是从机体整体观出发的。认识和掌握了阴阳消长和正邪盛衰的规律，在此基础上推知疾病预后的顺逆良恶，在中医诊断学上，具有一定的实用价值，是值得探讨和发扬的。

第三章　论脉诊中的胃、神、根

中医学中的脉诊，讲究胃、神、根。什么是胃、神、根呢？胃，是胃气；神，是神气；根，是根柢。历来经验有素的中医前辈们，都很重视这方面的问题。例如脉有无根，有无神，有无胃气。实践证明，它（指胃、神、根）对推察疾病正邪的进退和判断疾病的预后良恶方面，有着一定的实用价值，是值得深入研讨的一个课题。

一、胃气

胃气的形象，是脉搏跳动中，带有一种悠扬和缓的动态。此动态反映于四季和脏腑的脉象中称为平脉。如"春胃微弦、夏胃微钩，长夏胃微软弱，秋胃微毛，冬胃微石……"（《素问·平人气象论》）。这是中医学从天人相应、整体观出发，认为机体阴阳气化的升降浮沉和四时气候息息相关，机体受大自然的影响，使营卫气血相应地产生一些变化，因而表现微弦、微钩、微毛、微石等。如"……春日浮，如鱼之游在波；夏日在肤，泛泛乎万物有余，秋日下肤，蛰虫将去，冬日在骨，蛰虫周密，君子居室。……"（《素问·脉要精微论》）。这些记载充分体现了人与自然密切相关的观点。如果"弦多胃少，钩多胃少，弱多胃少，毛多胃少，石多胃少……"（《素问·平人气象论》）。脉中柔和的形态减少了，弦、钩、毛、石的形象占据优势，为邪气盛正气衰的表现，那便是病脉了。若"但弦无胃，但钩无胃，但代无胃，但毛无胃，但石无胃……"（《素问·平人气象论》）。脉中全失和缓的形态，象征着胃气已绝，是为五脏之死脉。平脉、病脉、死脉，总是要视胃气的多寡有无为标志。疾病的进退顺逆，必视胃气与邪气两种力量对比程度而决定。

无胃气之脉，又名真脏脉。前人描绘五脏真脏脉的形态非常细致。

（1）真肝脉至，中外急，如循刀刃，责责然，如按琴瑟弦，细急坚搏，无丝毫柔和之象。

（2）真心脉至，坚而搏，如循薏苡子，累累然，短实坚强之貌，无丝毫柔和之象。

（3）真脉肺至，大而虚，如以毛羽中人肤，浮虚无力之甚，毫无劲力。

（4）真肾脉至，搏而绝，如指弹石，辟辟然，沉而坚劲，全失柔和之象。

（5）真脾脉至，弱而乍数乍疏，快慢不匀软弱无力，全失和缓之象。

此外，还有①死心脉来，前曲后居，如操带钩，曰心死；②死肝脉来，急益劲，如新张弓弦，曰肝死；③死脾脉来，坚锐如乌之喙，如鸟之距，如屋之漏，如水之流，曰脾死；④死肺脉来，如物之浮，如风吹毛，曰肺死；⑤死肾脉来，发如夺索，辟辟如弹石，曰肾死。（《素问·平人气象论》）

以上尽管前后形象稍有出入，但却异曲同工，都是脉中没有了胃、神、根。如心肝肾的真脏脉，就是毫无胃气，脾肺的真脏脉又是没有了神和根。象毛羽中人肤，丝毫的劲力也没有，是无根，乍数乍慢，如屋之漏，如水之流，是无神又无根。由此看来，胃、神、根还不能机械地分割开来。除了真脏脉以外，还有七怪脉，弹石、雀啄、屋漏、虾游、解索、鱼翔、釜沸，虽名目繁多，形象各异，但是和形成真脏脉的机制是一致的，同样是没有或缺少了胃、神、根。只要我们能抓住了这一点，那么在指下，就不难辨识了。

七怪脉的形象如下。

（1）弹石脉：按举辟辟然，如指弹石。

（2）雀啄脉：如雀啄石，连三五至忽止，良久复来。

（3）屋漏脉：如残漏，良久一滴。

（4）虾游脉：始则冉冉不动，沉时忽一浮。

（5）解索脉：指下散乱无次第。

（6）鱼翔脉：其脉本不动，而末强摇。

（7）釜沸脉：如釜中水，火燃而沸，有出无入。

以上形容七怪脉的形态，绘影绘形，惟妙惟肖，可见脉学是前人通过长期临证实践所总结出来的一门学问，是值得我们继承和发展的。

此外，还有偃刀、转豆、麻促合起来又称十怪脉，均属失去胃、神、根的死脉。

前人朱改之形容胃气之脉，说："健旺者按之柔和，微弱者按之应指。"（《四诊抉微·脉以胃气为本》）盛启东说："举按坚强，搏击有力，或微渺在骨，按不可得，胃气绝也。"（《四诊抉微·脉以胃气为本》）两者合参则不难得胃脉之真谛了。

胃气是怎样形成的呢？前人谓胃脉生成于五谷之气。张介宾说："……五味入口藏于胃，以养五脏气，是以五脏六腑之气味，皆出于胃，而变见于气口，可见谷气即胃气，胃气即元气也。"（《景岳全书·脉神章·胃气解》）人体先天体质在于肾，后天赡养在于脾胃。脉搏中反映出一种冲和之气，乃由于脾胃之气所生。脾胃属土，古人认为，万物赖之以资生，大易谓坤土之性，具有宁静、柔顺、冲和的特点。有协调脏腑之间生制的关系，肝属木主升，肺属金主降，必赖脾土为之协调，则升者不致太升，降者不致太降，心属火主升，肾属水主降，而水火升降之间，又必赖脾土介于其中为之斡旋，才能使脏腑气化保持正常的生理状态。

示意图如右：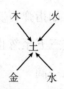

据此可知，脉搏中具有一种悠扬和缓的形象，正是脏腑气化保持正常生理状态，即古人所说的胃气，由于脏腑气化正常，其脉不可得见。若是生理状态失调，脾胃之气衰减了，脉中和缓的形态减弱了，则"衰乃见耳"（《难经·十五难》）。

张介宾说："胃气，正气也，病气者，邪气也，正邪不两立，一胜则一负，凡邪气盛，则正气败，正气至则邪气退矣。若欲察病之进退吉凶者，但当以胃气为主。察之之法，如今日尚和缓，明日更弦急，知邪气之欲进，邪气进则病愈甚矣。今日甚弦急，明日稍和缓，知胃气之渐至，胃气至则病渐轻矣，即如顷刻之间，初急后缓者，胃气之来也，初缓后来者，胃气之去也，此察邪正进退之法也。"（《景岳全书·脉神章·胃气解》）

诊察胃气之多寡有无，为医生诊候疾病顺逆进退的唯一要诀，验之于临床，确有实用价值。如临证观察肺源性心脏病，有的其脉象搏击如麻，失去胃气，预后皆死。外感热性病在热势渐退期，脉搏出现缓和，是为胃气来复现象，乃将愈之候。若躁烦、脉数急，则热邪方炽，病势正在进行。作者曾经诊察过重笃病毒型肺炎及大叶性肺炎多例，其中有出现脉如沸釜息数全无者，结果皆死亡。《伤寒论》有："下利脉沉弦者，下重也，脉大者，为未止，脉微弱数者，为欲自止。"临床验证，历试不爽。以上皆是通过脉中的胃气有无多寡，以候正邪盛衰，从而判定预后良恶以及病势进退的例子。

二、神气

神在人体中居于统率一切的地位。神健全则形体充足，疾病不侵。神不足则机体功能衰退，易于致病，进一步则神伤致死。中医诊断学历来都非常重视察神，如望诊中的神色，脉诊中的神气等。脉诊中的神，严格讲虽有胃、神、根之别，但实际上三者很难区分，即脉来有力中带和缓，柔软中带有力，指下圆润活泼。必须分清有神和有力还不相同，有神脉中之有力，乃中和之力，非强健之力，若弦强真脏之有力，与微弱脱绝之无力，二者一太过一不及，皆失去中和之力，为无神之脉。肖子颙歌有神脉说："轻清稳厚肌肉里，不离中部象自然。"（《四诊抉微·脉贵有神》）于指下细心体会，自不难获得其中要领。

《素问·灵兰秘典论》谓："心为君主之官，神明出焉……"，"主不明则十二官危……"，"心藏神"。因此可以理解，机体一切组织器官的活动，都是在神的领导下进行的。李延昰解释脉为气血之先说："……盖人之身，惟是精与气与神三者，精气即血气，气血之先，非神而何？人非有神，无以主宰血气，保合太和，流行三焦。灌溉百骸，故脉非它，即神之别名也。"（《脉诀汇辨·四言脉诀》）心的生血，运血脉以营养各个脏腑及各个组织得到充分营养供给，反过来神的功能也才有保证。因此说：神是有物质作为基础的。"得神者昌，失神者亡"，说明神的有无为脏腑功能活力、生旺和停息的标志。在中医诊断学上，除了上面提到脉的察神外，还有形证方面的察神："目光精彩，言语清亮，神思不乱，肌肉不削，气息如常，大小便不脱，为形之神在，虽然脉有可疑，亦无足虑。若目暗睛迷，形羸色败，喘息异常，泄泻不止，或通身大肉已脱，……或病胀满而补泻皆不可施，或病寒热，而温凉皆不可用，或忽然暴病，即沉迷烦躁，昏不知人，或一时卒倒，即眼闭口开，手撒遗尿，若此者，虽脉无凶候，必死无疑，以其形之神去也。"（《景岳全书·传忠录·神气存亡论》）。透过眼目、语言、神智、肌肉、呼吸、二便等诊候神的存与亡，是奠定在机体整体观的物质基础上的。它反映了中医诊断的特色。笔者曾遇到一例病人，在某医院未诊断出任何疾病，病人起居如常，唯有苦笑，两目无光而失神，言语间前后不连贯，其他别无所见，踌思良久，恍然有悟，此非癫狂，无病而言语失伦，乃神亡之兆，未及半月而死。又遇一儿童，其母抱而求治，细察之，见其两目暗而失神，与一般迥异，疑而询问病之经过，据其母言，病一日腹泻，现已停止，当时分析其仅病一日，即目暗睛迷，此神已去的征象，当夜即死。

针灸和药物在人体产生应有的作用，端赖于神，所以用针灸或药物治疗，必须注意得神和失神。如《素问·汤液醪醴论》："帝曰：'形弊血尽而功不立者何？'歧伯曰：'神不使也。'帝曰：'何谓神不使？'歧伯曰：'针石，道也。精神不进，志意不治，故病不可愈'。"《类经》说："凡治病之道，攻邪在乎针药，行药在乎神气，故治施于外，而神应于中，使之升则升，使之降则降，是其神之所使也。若以药剂治其内而脏气不应，针艾治其外而经气不应，此其神气已去，而无可使矣，虽尽力治之，终成虚废已尔，是即所谓不使也。"张介宾在《传忠录》中又说："凡药食入胃，所以能胜邪者，必赖胃气施布药力，始能温、吐、汗、下以逐其邪，若邪气盛，胃气竭者，汤药纵下，胃气不能施化，虽有神丹，其将奈之何哉。所以有用寒不寒，用热不热者，有发其汗而表不应，行其滞而里不应者，有虚不受补，实不可攻者，有药食不能下咽，或下咽即呕者，若此者呼之不应，遣之不动，此以脏气元神尽去，无可得而使也。"（《景岳全书·传忠录·神气存亡论》）一切垂危病人，往往有如张氏所论情况，针灸药饵皆不受，辨证施治已不生效，乃脏腑元神尽去，功能消失之故。

综观以上可知，针药在人体能否产生应有的效果，乃取决于神的有无。因此，我们可理解神是奠定在物质基础之上的，并非唯心的臆说。望诊中的察神色和脉诊中的神，都是指人体生理活动和病理变化所表达于外的形征，故神的充沛与衰微可作为诊候疾病进退顺逆的重要依据之一。这也是值得我们重视的一个问题。

三、根

人体十二经脉的根源，依赖于肾间动气，此动气为人身生命的基础，十二经脉的循行和三焦气化的出纳，都赖它来推动。它的根源来之于肾中的真阴真阳的相互制约和相互资助。水火同宫，水以归火，火以召水，是为水火既济，相互抗衡，相互依存，构成了人身生命动力，故前人把它形容为像树木的根一样，认为枝叶虽枯槁，但其根本未受损害，疾病虽然重笃，也不会死亡。

历来诊察脉根，有两种方法。第一以尺中为根，两尺脉，左以候肾，右以候命门。寸口脉虽然无恙，尺脉无则必然死亡。（《难经·八难》）或者寸关脉虽无，尺脉不绝，则不致殒灭。（《脉经·脉法赞》）第二以沉候为根，沉以候里，也候肾，凡属阴阳离绝，孤脉欲脱，阴阳失去相互依存的机能，脉象多呈现浮大散乱无根。一般诊察法，以寸关尺和浮中沉两者结合互参为准。有时各有侧重。《伤寒论》形容无根之脉；"脉瞥瞥如羹上肥"，"脉萦萦如蜘蛛丝"，"脉绵绵如泻漆之绝"，皆根源枯竭之候。

尺部无脉，有的是脉绝欲无，有的是脉不出，不可误认脉不出为脉绝。如下焦邪实壅阻之证，多尺脉不见，不能骤然认为无根，迨邪气去则脉自出。在妇科亦有因寒气闭结胞宫，而尺部无脉者，寒邪得温化则脉自出。如曾治不孕证，凡脉沉而尺部不见者，予温经化寒湿之剂，多能怀孕，而尺脉亦随之而出。

辨别真假寒热，多以脉之沉候为根据，如李士材说："大抵症之不足凭，当参之脉理，脉又不足凭，当取之沉候，彼假症之发现，皆在表也，故浮取而脉亦假焉。真病之隐伏，皆在里也，故沉候脉可辨耳。"（《医宗必读·疑似之症须辨论》）通过脉的浮中沉辨别寒热真假，正是寻其脉之有无根柢，如真寒假热，脉象呈浮大而中空，反之真热假寒，则脉沉候有力。如下图：

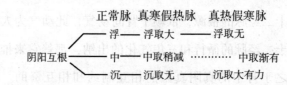

浮中沉取脉的机制，在于"阴阳互根"。阳盛则格阴于外，内之阳为真，外之阴为假，脉则沉取有力，阴盛则格阳于外，外之阳为假，内之阴为真，浮取脉虽浮大，沉取则无。

综上所述，尺脉候根和沉以候根，都是建立在尺以候肾，沉以候肾的相同概念上的，也是以"一阴一阳互为之根"的阴阳表里上下相互制约和相互依存的机制为基础的。脉不浮不沉，中取和匀，为阴阳协调的征象。脉或浮或沉为阴阳偏盛的病态，脉有浮无沉或有寸无尺，为阴阳离绝无根的死征。明此理则可知二种诊法有殊途同归相辅相成之妙。

第四章 寸、关、尺三部分候脏腑的商榷

寸、关、尺分候脏腑，是脉学内容的一部分，王叔和说："肝心居左，脾肺出右，肾于命门，俱出尺部。"（《脉经·两手六脉所主五脏六腑阴阳顺逆第七》）历代医家都奉之为圭臬。但晚近亦有不少学者，持有不同意见。分候脏腑在临证中有无实际意义？如何评价？确实是当前值得探讨的一个问题。作者不揣浅陋，就此问题提出管见如下。

一、分候脏腑的根据

中医学认为，脉学是建立在阴阳、营卫、气血相互制约和相互依存基础之上的，营卫气血是相互协调和相互化生的一个整体。血由气而生，随气而行，气又在血的基础上，发挥其生化运动作用。李延昰在《脉诀汇辨》中说："脉之行也，气行而血随，上下周匝，起伏交会，煦濡守使，各尽其职。"说明了气血在人体上下内外，升降浮沉中，担负着"气主煦之，血主濡之"的职责，两者分之为二，合之为一，相互依倚，脉道而成。其机制既体现在脉学，又指导着临床方药，如血虚在补血剂中常加补气之品，如当归补血汤中用黄芪；反之在气虚的补气剂中，亦常加用补血之品，如补中益气汤中用当归。倘阴阳气血偏盛偏衰，即为病态。《素问·调经论》谓："气血已并，阴阳相倾，气乱于卫，血逆于经，血气离居，一实一虚。"阴阳偏胜，气血偏盈偏亏，脉搏自然相应发生变化，因此确信脉学是中医学理论不可分割的一个组成部分，通过脉诊结合望、闻、问三诊，以候病情之阴阳表里寒热虚实，通过三部又可分候脏腑阴阳气血生理病理之变

化。从以上整体观出发，那么就不难理解为什么不能单从一条桡动脉看问题，而不能分候三部了。

那么分候脏腑有无根据呢？为什么两寸候心肺，两关候肝脾，两尺候肾与命门呢？同时由于脏和腑的络属关系，也候六腑，究竟它的意义何在呢？笔者认为分候脏腑和整个脉诊的内容相同，都是经历了无数次的实践，总结而来，绝非主观臆测。人体脏腑间的相互联系和相互制约，构成一个统一的整体。这一有机联系，中医是以阴阳五行生克制化的学说，把它紧密的联系在一起的。依赖于这种内在的有机联系，使脏腑之间，在正常生理情况下，维持着相对平衡状态，实质上是一种精细的自动调节系统。一旦调节失调，便成为病理状态，伴随彼此之间乘侮的发展，而产生克害现象，各就其属性，常反映于脉的部位。如临床上常遇到的火盛刑金，右寸脉独洪大，右关脉弦为木乘土位等，都是很好的例子。李时珍说："寸、关、尺非五脏六腑所居之处，乃分其部以候他脏之气耳。"（《李濒湖脉学》）吴草庐说："寸、关、尺辄云：心脉、肺脉、肝脉、脾脉、肾脉者非也。此手太阴肺经之动脉，分其部以候他脏之气耳。"（《吴草庐文集》）李吴二氏所说的脏之气，实即指脏腑间生克乘侮功能气化而言。

《难经·十八难》说："脉有三部，部有四经，手有太阴阳明，足有太阳少阴，为上下部，何谓也？然：手太阴、阳明金也，足少阴、太阳水也，金生水，水流下行而不能上，故在下部也。足厥阴、少阳木也，生手太阳，少阴火，火炎上行而不能下，故为上部。手心主，少阳火，生足太阴、阳明土，土主中宫，故在中部也。此皆五行子母更相生养者也。"

《素问·脉要精微论》谓："尺内两傍则季胁也，尺外以候肾，尺里以候腹。中附上，左外以候肝，内以候膈；右外以候胃，内以候脾。上附上，右外以候肺，内以候胸中；左外以候心，内以候膻中（即心包络）。前以候前，后以候后。上竟上者，胸喉中事也；下竟下者，少腹腰股膝胫足中事也。"

《难经·十八难》又谓："脉有三部九候，各何主之？然：三部者，寸关尺也，九候者，浮中沉也，上部法天，主胸以上至头之有疾也，中部法人，主膈以下至脐之有疾也；下部法地，主脐以下至足之有疾也。"

综合以上论述，不难看出，寸、关、尺分候脏腑的依据，一是按脏腑的部位，以胸、膈、腹划分三焦，如心肺居于胸中，故应于两寸，肝脾居于膈下，应于两关，两肾居于脐下两侧应于两尺。同时"寸"又扩充到上竟上，"尺"又扩充到下竟下，分别候头面及足胫之疾。

其次是按照脏腑的属性，阴阳五行学说，生克制化的规律而来，如以手太阴肺为起始点，肺属金，金生水，水的性质润下（下降），故居于下部（尺部）。水生木、足厥阴，少阳属木，木生火，火的性质炎上（上升），故居于上部。手心主，少阳火，生足太阴，阳明土，土位中央，故在中部（关部）。

心 肝 肾 肺 脾 命门

火←木←水←金←土←火

寸 关 尺　　寸 关 尺

左手　　　　右手

由此可以初步理解，寸、关、尺三部分候脏腑，是以上面两种学说为基础的，它反映了脏腑间升降浮沉气化的现象，决非向壁虚构的臆测。

二、分候脏腑的实用价值

寸、关、尺分候脏腑，在临床中有没有实用价值呢？许多人对此提出非难。的确，如果从桡动脉的观点来看，当然是荒诞无稽的。不仅如此，即诊脉，也是可有可无的了。但是，如果从中医的角度来看，却完全是另一回事。机体是一个整体，如前所述脉搏是脏腑阴阳气化的反应，分候脏腑在脉诊内容中占有一定的位置，这便是中医赖之以分析疾病，信而有征的道理。如临床中常见左尺沉微，左关脉弦大，为水不涵木，肝阳亢逆之证；左寸独大，为心火亢盛；右尺微，右关缓，为脾虚泄利之候，右关弦急，为木乘土位等，因此可以看出在探知病情方面，具有一定的价值，是辨证论治不可缺少的一环。

脏腑病变有时反映于寸关尺部位，有时又反映脏腑从属之脉，如肝脉弦，心脉洪，脾脉缓，肺脉浮，肾脉沉，因此又不可拘泥于部位。根据笔者的经验体会，在实际运用中，当以两者结合互参，才比较客观实用。近人颜公辰先生说："六部分配脏腑，当以临床体会，与实际经验为准，可从则从，不可从则不必强从。"（《广东中医》》一九六二年第10期）颜先生是从临床经验出发，毫无疑问是合理的。若以某部主某脏，刻板地硬套，反而不切实用。

前人也非常重视切脉部位，如《李濒湖脉学》说："紧脉主寒主痛，关紧心腹痛，尺中紧为阴冷，奔豚疝痛。""实脉为阳火炽盛、寸实头面热风，咽痛舌强、气郁胸满，主膈以上诸疾，关实中宫胀满，尺实腹痛肠痛，二便不通。""滑脉为阳，主痰主食，上为吐逆，下为蓄血，寸滑膈痰呕吐，吞酸舌强，关滑宿食肝脾热，尺滑消渴，下痢癫淋"等。不仅李氏重视诊脉部位，即张仲景平脉辨证，也重视部位，下面撷摘一些有关条文，以供探讨。

"心下痞，按之濡，其脉关上浮者，大黄黄连泻心汤主之"。（《伤寒论·辨太阳病脉证并治一五四》）

关脉主中焦，心下痞，其部位亦在胃脘，脉症合参知邪热在于胃脘。

"师曰：病人脉浮者在前，其病在表，浮者在后，其病在里，腰痛背强不能行，必短气而极也。"（《金匮要略·脏腑经络先后病脉证第一》）

前指寸部，后指尺部，由于浮脉的部位不同，因而病证表里亦有差异，当然还必须结合表证、里证，如腰痛背强，短气而极即是里证的表现。

"师曰：'尺脉浮，目睛晕黄，衄未止。晕黄去，目睛慧了，知衄乃止'。"（《金匮要略·惊悸吐衄下血胸满瘀血病脉证治第十六》）

尺脉浮为肾阴虚，目睛黄为肝热，总起来为肝肾阴虚，肝为藏血之脏，阴虚阳浮，血为热迫故衄。这也是重视脉诊部位和症脉合参的例子。

"问曰：'寸脉沉大而滑，沉则为实，滑则为气，实气相搏，血气入脏即死，入腑即愈，此为卒厥。'"（《金匮要略·脏腑经络先后病脉证第一》）

寸脉部位候胸以上至头面，沉大滑主气血上冲之候。应与《素问·调经论》"血之与气，并走于上，则为大厥，厥则暴死，气复反则生，不反则死。"合参则意义更较明确。本节也是以寸脉部位，表明在上（头）的例证。

"胸痹之病，喘息咳唾，胸背痛，短气，寸口脉沉而迟，关上小紧数，瓜蒌薤白白酒汤主之。"（《金匮要略·胸痹心痛短气病脉证治第九》）

寸脉沉迟为上焦阳微，关上小紧数乃痰涎壅结于中焦，阳气郁而不伸的表现。

本节是从寸口、关上脉象的不同，结合喘息咳唾胸背痛的症状，从而推知其病机。《伤寒论》、《金匮要略》中类似这样的例子甚多，启发我们对认识脉诊三部分候脏腑的实用价值有一定的帮助。

"血痹，阴阳俱微，寸口关上微，尺中小紧，外证身体不仁，如风痹状，黄芪桂枝五物汤主之。"（《金匮要略·血痹虚劳病脉证并治第六》）

寸口关上脉微，尺中小紧，为阳不足，阴血滞涩的表现，和外证身体不仁互参。可知是由于阴阳营卫不足，邪入血分而成的疾患。这是根据脉象、部位、外证三者综合分析的例证。

临床上常常有这样的情况，即：某部脉独显于指下，或寸关尺三部脉出现差异，根据脉部位反映的不同，结合症状分析，往往中肯。

"姚树庭古稀久泻，群医不效，孟英曰：弦象独见于右关，按之极弱，乃土虚木贼也，前方皆主温补升阳，理原不背，义则未尽，如姜附肉蔻骨脂之类，气热味辣，虽温脾脏，反助肝阳，肝愈强则脾愈受戕，且辛走气，而性能泄，与脱者收之义，大相刺谬……予异功散加山药、扁豆、莲子、乌梅、木瓜、芍药、石脂、余粮服之果效，恪守百日，竟得康强。"（《王氏医案绎注》）

"付孔翁，于忧愁后旬日，鼻塞声重，咳嗽多痰，来寓索方，余知其元阳素亏，拟是肺胃虚寒，因与金水六君煎一剂，咳嗽更甚，卧不安枕，气喘痰鸣，专人请诊，余思日间所服之药，其不疑陈皮之散，必议熟地之滞，再诊之脉得尺部浮大而空，气促面赤，喉中痰响，元海无根，真阳上脱，急与黑锡丸，服后气略平痰亦稍止，随进大补元煎加桂附一方……服之遂安卧，气亦归原，犹然鼻塞咳嗽，以原方加故纸而痊。"（《谢映卢医案》）

以上二则医案，一是久泄不止，脉弦独显于右关，按之极弱，诊为土败木贼，予扶土抑木的治疗方法而获愈。一为咳喘，脉来尺部浮大而空，乃元阳浮越，给予补肾摄纳引火归原而安。既可反映脉诊在辨证中的重要地位，又可看出分候部位在脉诊中的实用价值。

　　脉诊虽然在四诊中是不可缺少的一个环节，但确不是容易掌握的事，前人有"脉理精微，其体难辨"（《脉经·序》），尤其是三部九候，更须"留心研究，究其微赜"（《脉经·序》），不断地悉心体验，才能达到上乘的工夫，稍一忽略便不容易找出症结的所在，因而也就难以领悟其真谛。为此，即使目前对三部分候脏腑尚缺乏完善的理论指导，但是只要它还有一定的实用价值，就不要轻易言废弃，我们可以通过临床的实践，来进一步的验证和丰富它。因为真理的标准是实践，只有不断地实践，才能证实真理和发展真理。

第四章　寸、关、尺三部分候脏腑的商榷

第五章　三部九候与独取寸口

中医切诊部位，有遍身诊、三部诊与独取寸口三种诊法。遍身诊法见于《素问·三部九候论》。是按照人体头、手、足三部，每部各有三处部位切脉，三而三之，合而为九，所以称作三部九候，和后世以寸、关、尺、浮、中、沉作为三部九候有所不同。如上部天，两额之动脉（太阳穴分），以候头角之病；上部地，两颊之动脉（巨髎穴分），以候口齿之病；上部人（耳门穴分），以候耳目之病；中部天，两手气口（经渠穴分），以候肺；中部地，手阳明大指次指歧骨间动脉（合谷穴分），以候胸中之病，中部人，手少阴动脉，在腕关节小指侧锐骨之端（神门穴分），以候心；下部天，足厥阴动脉，在大腿内侧上端（五里穴分）妇人取太冲穴分，以候肝；下部地，足少阴动脉（太溪穴分），以候肾；下部人，足太阴动脉（箕门穴分），以候脾胃。三部诊法，是诊人迎（颈部左右动脉），以候胃气；寸口（桡骨动脉），以候十二经；跌阳（足背动脉）以候胃气，遍身诊、三部诊和独取寸口，同是古代通用的诊法，以后逐渐为独取寸口所代替，在《伤寒论·自序》里有下面一段话："……观今之医，不念思求经旨，以演其所知，各承家技，终始顺旧；省疾问病，务在口给；相对斯须，便处汤药，按寸不及尺，握手不及足，人迎跌阳，三部不参，动数发息，不满五十，短期未知决诊，九候曾无仿佛；明堂阙庭，尽不见察，所谓窥管而已……"从这段话里可以了解到在后汉时代，全身诊和三部诊法，已不为当时一般医生所乐于应用，已有逐渐被淘汰的趋向，所以张仲景才提出这个问题。创始独取寸口诊脉法的是《难经》。如《难经·一难》谓："十二经中皆有动脉，独取寸口，以决五脏六腑死生吉凶之法，何谓也？然：寸口者，脉之大会，手太阴之动脉也。"晋代王叔和的《脉经》，总结了以前各家的脉学，为集脉学大成的著作。但其内容也未涉及遍身和三部的诊脉部位，而极力提倡独取寸口的诊脉方法。由此可知，遍身诊和三部诊从晋时已经开始几乎无人问津了。

倡导独取寸口，实际也并非始自《难经》，从《素问》有关诊法内容上看，很大程度上是侧重于诊寸口部位，如《五脏别论》说："帝曰：'气口何以独为五脏主？'歧伯曰：'胃者，水谷之海，六腑之大源也。五味入口，藏于胃，以养五脏气，气口亦太阴也。是以五脏六腑之气味，皆出于胃，变见于气口。"又如《玉机真脏论》谓："黄帝曰：'见真脏曰死，何也？'歧伯曰：'五脏者，皆禀气于胃，胃者，五脏之本也；脏气者，不能自致于手太阴，必因于胃气，乃至于手太阴也。'"这就充分说明了在《内经》时代，就非常重视诊气口了。张仲景虽然反对"握手不及足"，但在《伤寒论》、《金匮要略》里，运用三部诊的地方却寥寥无几，绝大部分还是以寸口为主。因此，可以说明三部诊法虽然是古代通用的诊脉方法，但是，占主导地位的还是取寸口脉。

按道理虽然寸口是脉之大会，但是，至少不如遍身诊全面，那么，为什么由遍身诊而蜕缩到独取寸口呢？独取寸口究竟有什么优点，它是否能够代替遍身诊和三部诊法呢？推其原因，恐怕不外以下几点。

（1）寸口是脉的大会，诚如《灵枢·营卫生会》篇说："……人受气于谷，谷入于胃，以传与肺，五脏六腑，皆以受气，其清者为营，浊者为卫，营在脉中，卫在脉外，营周不休，五十而复大会……"认为营卫循行五十周次，复会于气口，所以诊寸口便可候五脏六腑营卫气血的盈亏。

（2）寸口脉简便易行，由于我国古代长期受着封建社会旧礼教的束缚，遍身和三部诊有些行不通。如《人寸诊补正》说："内经针法于足厥阴肝经云：男子取五里，女子取足太冲，考男女穴法皆同，无别取之必要，经之所以男女异穴而取者，以期门穴必卧而取之，其穴又近毛际，故避而取于足之大趾，久之，妇女足趾亦不可取，俗医乃沿古经异穴之法，取之于手行之便利，又推于男子，至喉颈之人迎亦缩于两寸。人迎虽不如太冲期门之窒碍，以手扪妇女喉颈，亦属不便，数十百年，天下便之，而后《难经》盛行，故欲行古法，必须女医。"由于全身和三部诊法之道不能得行，自然而然就得放弃了，而为独取寸口所代替，这恐怕是一个主要因素。

（3）长期以来，沿用诊寸口脉部位，积累和创造了相当丰富的经验。在脉学中，最主要的是脉的形体动态，大多是古人通过长期实践探索出来的规律，而探索部位，又大多是在寸口动脉。笔者曾在临床中细心观察这个问题，寸口脉和人迎趺阳往往不相一致，如脉之四纲浮、沉、迟、数，除了迟数三部脉位相同以外，浮沉从人迎，趺阳部位诊察，就不可靠。近人朱必真先生认为："在三部脉管中，所显露于近表皮者，人迎和冲阳都比寸口长，因此所摸到的部位也长，故就不致显沉了。又因邻近组织关系，人迎后颈外动脉所在都是软结缔组织，没有硬骨，冲阳所在下方是硬骨（蹠骨）旁是筋腱，唯寸口之桡骨动脉藏在桡骨之旁，像一座大山靠着，对拱卫脉气起到有利作用。"这就构成了寸口反映疾病（脏腑脉气）之有利条件。朱氏指出人迎、趺阳部位存在先天性缺陷，是有道理的。他又说："我在临床上曾多次做过检查颈人迎、手寸口、足冲阳三部发现三处脉搏在细致的举按寻之下，有很多是不相同的，手寸口沉，颈足不一定沉。手寸口细，二部并不细……"（《广东中医》1962 年 10 月）。可见，寸口动脉在诊候疾病中，确是存在着有利条件，而趺阳人迎和古代三部九候遍身诊中，则存在着许多先天性缺陷，这也是为独取寸口开辟道路的重要因素之一。

基于以上原因，独取寸口动脉的方法，相沿传留而成为切脉主流，自王叔和以来，各家脉学皆在这方面（指独取寸口）有所创造，并不断丰富其内容。逐渐形成了切寸口脉的专门学问。

上面提出了遍身诊、三部诊和独取寸口的沿革过程及其实用意义。今天，我们应该用什么态度对待呢？笔者认为，必须从诊断疾病的实际意义出发，应以独取寸口为主，在特殊情况下，可以结合三部诊和遍身诊。《伤寒论》、《金匮要略》中，这方面的范例很多，可供参阅效仿。如《金匮要略·水气病脉证并治》有："师曰：寸口脉沉而迟，沉则为水，迟则为寒，寒水相搏，趺阳脉伏，水谷不化，脾气衰则鹜溏，胃气衰则身肿，少阳脉卑少阴脉细，男子则小便不利，妇人则经水不通，经为血，血不利则为水，名曰血分。"寸口脉沉迟为水寒遏郁于肺，影响肺的制节不行，以致水行泛滥而形成水肿。趺阳脉伏为脾胃衰惫中土虚弱，不能运化水谷，以致大便鹜溏而身肿。少阳脉以候三焦之气，"三焦者，决渎之官，水道出焉"。少阳脉卑（无力）则决渎无权，故在男子则小便不利。少阴脉细，为寒气客于胞门，故在妇女则经水不通。此节为合诊寸口、趺阳、少阳、少阴以论述水气病的病理情况，若单恃诊寸口，对这种错综复杂的病机，就很难全面掌握。再如《伤寒论·平脉法》说："病六七日，手足三部脉皆至，大烦而口噤不能言，其人躁扰者，必欲解也。"

手足三部脉即指寸口、趺阳、少阴。三部脉至数如常，突然病人出现大烦、口噤躁扰不宁，乃病欲解之兆，这亦是三部合诊之一例。

　　《伤寒论》、《金匮要略》类似的例子还有，限于篇幅不能一一例举。总之，我们可以从仲景脉学中学习到，他很重视三部诊和遍身诊，《伤寒论》、《金匮要略》还是以证和脉结合为中心的。因而启发我们在临床辨证中，什么情况下运用三部诊，什么情况下运用寸口诊，什么情况下两者结合应用。例如，诊察水肿患者，以寸口脉为主，同时配合诊察跌阳脉以候下部阴阳气血之盛衰，和脾胃之气有余不足的情况。脉管炎一类疾病，单靠诊寸口，就不如合诊跌阳，现实意义更大。因为跌阳脉的有无，为气血通畅与否的标志。我曾在诊察高血压病人中，发现寸口脉，大多出现弦象，但少数病例却见沉细等与病相反的脉象，配合诊人迎脉则弦大有力，可以补充寸口脉的不足。对"卒厥"一类病人，全身诊却非常重要，有时寸口无脉，而跌阳等其他部位有脉。心脏病一类疾患，诊察寸口脉，再结合诊察虚里，则更较全面。但是，有些病却毋须遍身诊脉，不分情况，都采用遍身诊的方法，与实际临证毫无裨益，那就未免画蛇添足了。

第六章　仲景脉学及其在辨证中的运用

第一节　概　述

一、仲景脉学的发展以及和后世脉学的关系

张仲景脉学，见于《伤寒论》和《金匮要略》。其特点主要是把脉症结合起来，具体运用于临床中，成为后世辨证论治的典范。所以不少人认为，仲景的脉学重实践，不尚空谈，大可为后人效法，是不无道理的。仲景的脉学是在《内经》、《难经》的基础上发展而来的。我国最早的古典医籍《黄帝内经》就开始有了脉学的记载。据考证《内经》是秦汉时代的著作，当时的名医差不多都精于脉学，如扁鹊和仓公就是如此。众所周知，继《内经》之后的《难经》，对脉学有相当大的贡献，相传就是扁鹊的著作。太史公说："至今天下言脉者，由扁鹊也。"《仓公传》记载："淳于意诊齐王太后病，一看脉便知是风瘅客于胞。"所有这些记载，都充分反映了当时我国的脉学已蔚然成为一门独特的学问，有了较高的成就。到了后汉时代，脉学显然有了更大的发展。《伤寒论》、《金匮要略》论病几乎都要论脉，其中对许多病的鉴别与推测预后，都是把脉放在首要地位，创造了脉症结合的典范。因此，可以认为，张仲景在脉学方面的确起到了承前启后的作用，他的脉学是在总结前人经验的基础上，结合自己的实践，发展而来的。仲景以后历代名医，对脉学都有所发明和创造。如晋·王叔和的《脉经》，就是继《内经》、《难经》、《伤寒

论》、《金匮要略》后写成的第一部脉学专著。其中对二十四脉脉体的辨认、比较有了系统的阐发，同时把相类似的脉，加以鉴别对照，使后人易于明了，后世多推崇此书为集魏晋时期脉学大成的一部著作。他在论脉方面，较《伤寒论》、《金匮要略》又系统化和条理化了。由此不难看出，脉学和中医学其他部分一样，都是不断地随着历史的发展而发展着。

二、平脉辨证

继《难经》之后，历代名医有不少脉学专著。这些书对脉学都有一定的贡献，尤其是把脉的形态和主病及鉴别等，编成歌诀，使人易读易记，对初学医的人更有帮助。但如深入探讨，脉和症怎样结合，具体运用到临床中，那就必须上溯到《伤寒论》、《金匮要略》中去探求。在《伤寒论》、《金匮要略》中，同样的脉和不同的症相结合，主病就不相同，或者证候相同，出现不同的脉，主病也不一样，所有这些必须通过精心分析，才能抓住要领。如《金匮要略·痉湿暍篇》中，有脉沉细两条，一为"太阳病，发热，脉沉而细者，名曰痉，为难治"。一为"太阳病，关节疼痛而烦，脉沉而细者，此名湿痹。湿痹之候，小便不利，大便反快，但当利其小便"。同样的脉沉细，前者就属于气血不足，后者就属于湿邪痹阻，关键在于必须和症状结合起来具体分析，才能得出确切的诊断。又如《伤寒论》中《太阳篇》的"太阳之为病，脉浮，头项强痛而恶寒"和《少阴篇》中的"少阴病，始得之，反发热，脉沉者，麻黄附子细辛汤主之"，两条头痛、发热、恶寒症状相同，而脉则一浮一沉迥异。前者是表证表脉，可以一汗而愈，后者则是表证里脉，必须用发表温经的方法治疗，这又是以脉作为鉴别的关键。再如《金匮要略·肺痿肺痈咳嗽上气篇》谓："咳而脉浮者，厚朴麻黄汤主之。脉沉者，泽漆汤主之。"这是以脉的浮沉解释饮邪之偏表偏里,从而定出偏表宜散,偏里宜降的治疗方针,由此可以说明,脉学是辨证论治所不可缺少的重要一环。

三、窥测病势的传变

《伤寒论》、《金匮要略》有不少地方是通过脉诊以窥测正邪的进退,及判断疾病预后良恶。正与邪是相互争胜的,正盛则邪退,正衰则邪进,掌握正邪之消长,为判断疾病预后、转归之枢机,如《伤寒论·辨太阳病脉证并治篇》:"伤寒一日,太阳受之,脉若静者,为不传;颇欲吐,若躁烦,脉数急者,为传也。"这是通过脉搏的安静与数急,以掌握邪气之盛衰,从而判定病势的静止与传变。再如《金匮要略·呕吐哕下利病脉证治篇》:"下利脉沉弦者,下重;脉大者,为未止,脉微弱数者,为欲自止,虽发热不死。"脉大,或沉弦为邪气方盛,故未止,脉微弱数为邪气已衰,故欲自止。这同样是用脉候窥测邪气盛衰情况,以作为判断病势进退的依据。

脉象与疾病新久是否相适应,对疾病预后的推断也颇为重要。一般来说,新病正气未衰,属实者为多,久病正气已衰,属虚者为多。所以久病宜见弱脉,忌见实大之脉,《金匮要略·痰饮咳嗽病篇》说:"久咳数岁,其脉弱者可治;实大数者死。"就是指出久咳之症,正气已虚,宜见弱脉,若见实大且数的脉象,为邪盛正虚,预后不良。

脉症是否相符,也是仲景脉学所重视的一个问题,通常情况下,脉症相符为顺,脉症不符为逆,因为脉与症是机体通过病变过程中反映的两个方面,二者应该是一致的。若脉症不符,或者相反,则说明病机错综复杂,在治疗上也较为困难。如《金匮要略·呕吐哕下利篇》说:"趺阳脉浮而涩,浮则为虚,涩则伤脾,脾伤则不磨，朝食暮吐，暮食朝吐，宿谷不化，名曰胃反，脉紧而涩其病难治。"趺阳脉浮涩，是脾胃两虚之候，脾胃虚不能消化谷食，所以形成胃反，若见紧而涩，则属阴阳两虚，助阳则伤阴，滋阴则损阳，故云难治。再如《痰饮咳嗽病篇》："脉弦数，有寒饮，冬夏难治。"寒饮脉应见弦迟，反见弦数，是脉证不相适应，用温药治饮，则不利于热，用寒药治热，又不利于饮，所以说难治。以上都是脉症不符的具体例子，在《伤寒论》、《金匮要略》中，类似的情况甚多，不胜枚举。

四、阐释病机，指导治疗

张仲景脉学的另一个特点，是用脉象来阐发病机，过去有人认为《伤寒论》、《金匮要略》以脉测证是不科学的，实际上不是这样。仲景往往采用倒装笔法，其核心是以脉症相互印证，用脉来解释病机。如《金匮要略·脏腑经络先后病篇》："问曰：脉沉大而滑，沉则为实，滑则为气，实气相搏，血气入脏即死，入腑即愈，此为卒厥。"就是用脉的沉、大、滑解释卒厥的病机，是由实气交并所致。又如《血痹虚劳篇》："脉弦而大，弦则为减，大则为芤，减则为寒，则为虚，虚寒相搏，此名曰革，妇人则半产漏下，男子则亡血失精。"这是用弦大芤，形容革脉的形状，又以虚寒相加说明产生革脉的机制。再如《水气病篇》："寸口脉沉而迟，沉则为水，迟则为寒，寒水相搏。趺阳脉伏，水谷不化，脾气衰则鹜溏，胃气衰则身肿，少阳脉卑，少阴脉细，男子则小便不利，女子则经水不通，经为血，血不利则为水，名曰血分。"乃是从寸口、趺阳、少阳等脉象的变化，以阐述水气病的形成机转，由于脾、肺、肾三脏功能失调所致。

脉学和治疗是密切不可分割的。只有诊断正确，用药施治才能准确。在辨证中，平脉是重要的一环。如《金匮要略·血痹虚劳病篇》："夫男子平人，脉大为劳，极虚亦为劳。"脉大和极虚虽然都主虚劳病，但脉大为阴精耗损，脉虚则为阳气虚衰，一个阴虚，一个阳虚，在治疗上，益阴扶阳就大不相同。又如《伤寒论》："太阳病，伤寒脉浮紧，为寒邪外束，可以用麻黄汤发汗逐邪，中风脉浮缓，为表虚邪留，用桂枝汤解肌祛邪。"由于脉浮紧和浮缓的不同，就有表虚表实的差异，因而治法就有所不同，可见脉学对于指导治疗是占着重要位置的。

以上是笔者拙见，把《伤寒论》、《金匮要略》脉学的基本精神，梗概地作了介绍。我们认为，张仲景的平脉辨证，是脉症结合的具体产物，也是中医辨证论治的典范。为此，不揣浅陋把张仲景《伤寒论》、《金匮要略》两书的有关脉症结合部分，分门别类地摘记于后，并逐条加以释义，前后相互对照，也提出个人的一点看法，或附有医案加以阐发。试图通过它，使读者了解到脉症是怎样结合，运用于临床的，以便于指导辨证论治的具体应用。

第二节　仲景脉学

浮　脉

"太阳之为病，脉浮，头项强痛，而恶寒。"（《伤寒论·辨太阳病脉证并治上·一》）

本节为太阳病的提纲，脉浮为表脉，恶寒为表证，头项强痛为邪入太阳经脉所出现的症状，凡见到上述脉症，是为太阳病。

【按】太阳病脉浮为邪气在表，可发汗而愈；阳明病脉大为邪热在里，可清热而解；少阳病脉弦细为邪气在半表半里，可以和解而愈。从三阳病脉象的不同，可知邪气在表在里及其盛衰情况，从而决定治疗方针。

"太阳病，先发汗不解，而复下之，脉浮者不愈，浮为在外，而反下之，故令不愈，今脉浮故在外，当须解外则愈，宜桂枝汤。"（《伤寒论·辨太阳病脉证并治中·四十五》）

太阳病，已发汗不解，而又下之，依然出现脉浮者，知邪气仍在表，可与桂枝汤解肌治之。

【按】外感病每有类似情况，汗下皆施，荏苒不愈，诊其脉仍有浮象，症状虽不典型，亦必间有一二表证出现，如微恶寒等，知仍属表证，当从表证施治。二九〇条："少阴中风，脉阳微阴浮者，为欲愈"和三二七条"厥阴中风，脉微浮为欲愈，不浮为未愈"都是以脉浮作为邪气还表的标志，可与本节互参。

"脉浮者，病在表，可发汗，宜麻黄汤。"（《伤寒论·辨太阳病脉证并治中·五十一》）

本节脉浮，虽然和前节脉浮相同，但前节是经过汗下后不解，表已虚，故用桂枝汤。本节是未经汗下表尚实，故用麻黄汤。再结合表虚、表实症状自不难辨识。

"伤寒脉浮，发热无汗，其表不解，不可与白虎汤。渴欲饮水，无表证者，白虎加人参汤主之。"（《伤寒论·辨太阳病脉证并治中·一七〇》）

脉浮、发热、无汗，乃表邪未解，不可用白虎汤，因白虎汤乃寒凉之剂，阻遏邪气之外达，故严禁应用。若渴欲饮水无表证，脉象必见洪大，则已转属热盛津伤的阳明证了，宜用白虎加人参汤清热生津治疗。

【按】表不解为什么不可用白虎汤呢？因邪气在表，正气欲驱邪外出，病机向外，此时以发汗之药，则邪解病愈。若予白虎汤大寒之剂，遏制邪气之外达。逆其病机，则邪不能解，故不可用。

"……若发汗已，身灼热者，名风温，风温为病，脉阴阳俱浮，自汗出，身重多眠睡，鼻息必鼾，语言难出……"（《伤寒论·辨太阳病脉证并治上·六》）

阴阳指尺寸而言，风温病脉阴阳俱浮，与中风阳浮阴弱，及伤寒阴阳俱紧，皆不相同。风温为误经汗下的变证，有身灼热，自汗出，多眠睡症状，乃温邪炽盛所致。如身重，鼻息鼾声，已是温邪侵肺，语言难出，则是热邪熏灼神明了。如此严重的温热炽盛之症，脉象不应该仅仅表现阴阳俱浮。必然出现浮数或洪数，才符合热盛的病理机制。

"太阳病，十日以去，脉浮细而嗜卧者，外已解也。设胸满胁痛者，与小柴胡汤；脉但浮者，与麻黄汤。"（《伤寒论·辨太阳病脉证并治中·三七》）

太阳病已经过十日，脉见浮细，又无表证，乃邪气已退的预兆。如见胸满胁痛症状，为邪入少阳，宜小柴胡汤治疗。若脉但浮不细，则说明了虽然经过十日，邪气仍在表，正气未伤，可以用麻黄汤发汗。同时也应该观察有无在表之证候，不能单凭脉浮一项，就给予麻黄汤。

辨别表邪之解与不解，脉浮与脉细固然值得重视，然病人的体质素禀亦须加以注意。若其人体质素弱，脉象自然相应的细弱，受外感后，多见浮细或浮弱，体温不高或稍高，这样就不能认为邪气已退，而是虚人外感了。

"太阳病，发汗后，大汗出，胃中干，烦躁不得眠，欲得饮水者，少少与饮之，令胃气和则愈，若脉浮，小便不利，微热消渴者，五苓散主之。"（《伤寒论·辨太阳病脉证并治中·七一》）

太阳病，大汗出，伤津液，胃中燥，口渴，因而烦躁不得眠，可少少饮水滋燥即愈。但仅限于无阳明胃热现象。如果胃热伤津口渴，徒恃饮水必不能解。当以白虎汤清热生津治疗。

若脉浮，小便不利，微热消渴，则是表邪不解，水蓄膀胱之症，宜五苓散外解表邪，内输水府，行气化，利小便，则热渴皆愈。

"阳明病，脉浮，无汗而喘者，发汗则愈，宜麻黄汤。"（《伤寒论·辨阳明病脉证并治·二三五》）

寒邪闭塞皮毛，内舍于肺，肺气壅遏，因而出现脉浮，无汗、喘等证候，用麻黄汤开表逐邪，发汗定喘，诸证皆愈。但必审其无热者方可用此方。若寒邪外闭，内蕴热者，则宜大青龙汤散外邪，清内热的治法了。

【按】脉浮、无汗而喘，是表邪闭塞，肺气不宣，宜麻黄汤宣肺逐邪定喘。麻杏石甘汤证，汗出而喘，为肺热蒸越，故宜麻黄、石膏，宣肺热以定喘。从原文看，二证一有汗，一无汗。实际辨别之关键尚不在此。必于脉象和舌苔中求之。前者寒邪外束内无热，舌苔必滑润，脉浮或浮紧，后者肺热蕴蓄，舌尖赤，苔白而少津，脉必浮数，依此鉴别，才能准确。

"伤寒脉浮，自汗出，小便数，心烦，微恶寒，脚挛急，反与桂枝汤，欲攻其表，此误也……"（《伤寒论·辨太阳病脉证并治上·二九》）

脉浮，自汗，微恶寒，虽似桂枝汤证，但心烦，小便数，脚挛急，则为桂枝汤所无。从脉浮，自汗，恶寒，而无发热症状分析，不是表邪未解，而是阳虚的现象，心烦小便数又是阴液伤耗征象。阳气衰失去温煦的作用；阴液伤，减弱濡养的功能，所以脚挛急。如此阴阳俱虚之症，反与桂枝汤攻其表，则误治了。

"伤寒脉浮，医以火迫劫之，亡阳，必惊狂，卧起不安者，桂枝去芍药加蜀漆龙骨牡蛎救逆汤主之。"（《伤寒论·辨太阳病脉证并治中·一一二》）

伤寒脉浮，是病邪在表，误以火迫法取汗，致阳气散失浮越于外，因而，发生惊狂，起卧不安。桂枝汤去芍药之酸寒，加龙骨牡蛎，以收敛散失的阳气，使返其宅，则诸症自愈了。

"……脉浮，宜以汗解，用火灸之，邪无从出，因火为盛，病从腰以下，必重而痹，名火逆也……"（《伤寒论·辨太阳病脉证并治中·一一六》）

本节亦是表邪不解，误用火灸，不仅邪不得解，反而灼伤营血，阴虚血少，不能濡养筋脉，因而形成腰以下重痹之证。

【按】以上二节脉浮，皆为病邪在表。而误用火迫或火灸法，治疗所致的坏症。但一亡阳一亡阴，则截然不同。两者表邪不解则一，误治法亦同，那么为什么其变证，却有如此差异呢？则应从病人禀赋和宿疾中求之，前者必有惊狂宿疾，偶借外因而发作。本节必具营血燥素质，火灸后则营血益耗，因而发生重痹不通了。

"脉浮，热甚，而反灸之，此为实，实以虚治，因火而动，必咽燥吐血。"（《伤寒论·辨太阳病脉证并治中·一一五》）

脉浮热甚，是表热实症，属于温病一类疾病，应予银翘白虎类辛凉解表清热法治疗。若反用火灸，以热法治热，势必促使热邪加重，血为热迫妄行上溢，因而发生咽燥吐血。

【按】从脉浮热甚上看，其人在火灸以前，必有热邪亢盛，营血被扰之症。误用火灸，仅能促使热的加剧，不可能单纯误用火灸便可致病，由此可知，火灸仅是外因，主要因素还是火热素盛，外因必须通过内因方起作用。

"脉浮发热，口干鼻燥，能食者则衄"（《伤寒论·辨阳明病脉证并治·二二七》）

本节为邪入营分，从衄而解之症。脉浮发热能食衄血，乃邪气欲从营分外泄之征兆，邪已入营，非麻桂解表所能愈，必以清热凉血之剂，方为适宜，如清营汤之类，可参阅叶天士卫气营血辨证法。

【按】本条乃热入营血之症，当参考温病验舌法，大凡邪热入营，舌质皆赤，如边缘尖端皆赤，中心稍有白苔，乃邪离气分未尽之兆，叶天士倡导卫气营血病程传变，以察舌为辨证的关键，实际是补充了仲景平脉辨证的不足。

"阳明病……若脉浮发热，渴欲饮水，小便不利者，猪苓汤主之。"（《伤寒论·辨阳明病脉证并治·二二三》）

脉浮发热，渴欲饮水，小便不利为阴虚挟热，水气停蓄，所以用猪苓汤滋阴清热，淡渗利水以治疗。

【按】五苓散证是膀胱阳虚，不能化气，小便不利，故于四苓淡渗利水药中，加入桂枝辛温以化气。猪苓汤证，是阴虚有热，水气不利，故于淡渗利水药中，加入阿胶、滑石以滋阴清热，这是两证差异的焦点。

"心下痞，按之濡，其脉关上浮者，大黄黄连泻心汤主之。"（《伤寒论·辨太阳病脉证并治下·一五四》）

关上浮，为无形之邪热壅聚于心下，所以心下痞按之濡。小结胸证则是有形之痰热结积于心下，故脉浮滑按之痛。两证的脉浮皆属热，指下稍用力皆有壅盛之象。与表证的浮脉，举之有余按之不足，则迥异。

【按】张石顽说："邪袭三阳经中，故脉浮，然必人迎浮盛乃为确候，若气口反盛，又为痰气逆满之征。"从人迎气口辨别外感和痰气，可供临证参考。若再结合指下有无壅盛状态，则更为可靠了。

"太阳病下之……脉浮者必结胸……"（《伤寒论·辨太阳病脉证并治下·一四〇》）

结胸症，多由太阳表证不解，误下后，邪气内陷，与内蕴之痰热，相互胶结而成。因此，本节脉浮乃痰热逆结之候。不得认为表证。

"问曰：病有结胸，有藏结，其状何如？答曰：按之痛，寸脉浮，关脉沉，名曰结胸也。"（《伤寒论·辨太阳病脉证并治下·一二八》）

寸脉浮，关脉沉，乃结胸的正脉。表不解，误下之，外邪随之内陷，病位在上，故寸脉浮。外邪内陷与内蕴之痰水，相互郁结于胸中，所以脉沉。痰热郁结，非无形邪气，故按之痛。

"小结胸病，正在心下，按之则痛，脉浮滑者，小陷胸汤主之。"（《伤寒论·辨太阳病脉证并治下·一三八》）

小结胸病，脉象一般皆见浮滑。浮主阳热，滑主痰气，合之为痰热结聚，故以小陷胸汤清热涤痰，开郁散结以治之。

【按】以上三节的脉浮，皆主痰热内结，不是表邪不解。在辨证中，要注意痰热的浮脉，指下壅盛有力，表邪不解的浮脉举之有余，按之不足，但更应该和具体症状结合起来，表证不解，有恶寒发热等症状，痰热郁结有心下痛等症状，四诊合参自然无误。

临床经验：小陷胸汤治疗慢性胃炎及胃、十二指肠溃疡病，凡脉象见浮滑或滑数，舌苔白腻质红赤，辨证属于痰热者。效果颇佳，可以采用。

"……风水其脉自浮，外证骨节疼痛，恶风；皮水其脉亦浮，外证胕肿，按之没指，不恶风，其腹如鼓，不渴，当发其汗。"（《金匮要略·水气病脉证并治·一》）

风水为水气外挟风邪者，故外证骨节疼痛恶风；皮水为水湿在表不挟风邪，故外证胕肿不恶风。两证虽然有外邪与无外邪之分，然皆水湿在表，故脉皆浮，均可发汗而愈。

【按】我们临证询问了急慢性肾炎，绝大多数有受外界风寒湿的因素，然而单纯的风寒湿还不能构成本病，必有机体阳气素虚的内在因素，内外因结合才能构成水肿病的病因。

风水、皮水为水湿在表，一般的阳气还没有大伤，所以可以发汗而愈，如越婢大小青龙汤之类均可选用，得汗则小便利而水肿消。

临证观察，风水一身及面目俱肿，骨节疼痛，甚至手不可近，西医检查多为急性肾炎，脉则浮滑，亦有沉滑者，舌尖多赤而有薄苔略腻，小便少而赤，投以越婢加术汤，一服则小便利而水肿消。

1984年冬，一人去北京，莅京后即周身浮肿，旋即去某医院检查，尿蛋白(+++)，颗粒管型3个/HP、红细胞5~8个/HP；诊断为急性肾炎，经用青链霉素，肿势日增，邀余会诊，头面肿甚，咳喘，全身骨节痛，恶风，小便一昼夜200毫升，脉浮滑，舌尖赤苔白，此风水也。宜越婢汤加味主治，连服3剂，小便增至1500毫升，浮肿大消，咳喘亦减，继以上方服之，连服10余剂，诸症皆消，尿亦转阴，从而痊愈。

"风水恶风，一身悉肿，脉浮而渴，续自汗出，无大热，越婢汤主之。"(《金匮要略·水气病脉证并治·二三》)

脉浮恶风，和一身悉肿，为风邪挟水湿在表的现象。因水湿挟热蒸越，故续自汗出，可与越婢汤发汗，则水湿去，而肿自消了。

【按】风水、皮水，根据中西医结合与肾炎的对照，多属急性肾炎，慢性肾炎急性发作者，间亦有之。急性肾炎之水肿，脉多浮滑或沉滑，面色润泽，正气未伤，消肿甚易。不似慢性肾炎，面色晦暗㿠白，正气衰惫，不能胜邪，消肿甚难，而且即使消后，亦易复发。因此治疗慢性肾炎的水肿，不能单纯致力于逐水，一般的必须从温补脾肾着手，或通补兼施，水湿利后，多能巩固。

"风水，脉浮身重，汗出恶风者，防己黄芪汤主之。"（《金匮要略·水气病脉证并治·二二》）

本节为风水表虚的证治，脉浮身重为水湿在表，汗出恶风为表虚不固，可用防己黄芪汤扶正固表祛湿法治之。

【按】本节风水未提出肿，但指出脉浮身重，则知乃湿气留于肌表。防己黄芪汤中，白术协同黄芪，以奏利湿之功，防己清热利湿，以制芪术之温，故相互配伍，颇为适宜。

防己黄芪汤与前证越婢汤证，同是治风水，两者的区别在于表虚、表实、有热、无热。越婢汤证为表实有热，故一身尽肿，脉浮续自汗出；防己黄芪汤证，为表虚无热，故脉浮身重汗出，两者外部脉证虽相同，而病机却迥异。

"水之为病，其脉沉小，属少阴。浮者为风。无水虚胀者，为气。水发其汗则已。脉沉者宜麻黄附子汤。浮者宜杏子汤。"（《金匮要略·水气病脉证并治·二六》）

水气病，脉一般多见沉象，即风水病有时也出现沉脉，如"……寸口脉沉而滑者，中有水气，面目肿大有热名曰风水"就是明显的例子。但如果脉见沉小者，则属少阴阳虚的水气病了。脉浮者为风邪在表，是风水之病。无水而胀满者，是气胀，与水胀不同。风水可发汗，杏子汤不详，可与越婢汤之类。脉沉小则属阳气虚不达于表，因而水湿不利，宜麻黄附子汤，温阳达表，发汗利水，则肿自消了。

【按】无水的气胀，与有水实胀的鉴别，必须通过腹诊才更为可靠。如能采用西医检查水肿的方法尤佳。

水气病脉沉小与沉滑，绝不相同，沉小是阳虚，水无以运。宜温运扶阳，沉滑是风热挟水，当以发汗清热利水。一寒一热，一表一里，各不相同，不可混淆。水气病亦有见伏脉者，往往因于水湿壅遏，隧道不利所致。与脉沉小阳虚水不运者，不能等同观之。

"咳而脉浮者，厚朴麻黄汤主之。脉沉者泽漆汤主之。"（《金匮要略·肺痿肺痈咳嗽上气病脉证并治·八～九》）

咳而脉浮，为表邪挟内饮所致，宜厚朴麻黄汤，散外邪驱内饮。咳而脉沉，为水饮内蓄，上逆而咳，故宜泽漆汤逐饮降逆为主。

【按】本节以脉之沉浮，辨别饮邪偏表偏里的不同，偏表则以散邪驱饮，偏里则以降逆逐饮，亦因势利导之意。

"肺胀咳而上气，烦躁而喘，脉浮者，心下有水，小青龙加石膏汤主之。"（《金匮要略·肺痿肺痈咳嗽上气病脉证并治·一四》）

脉浮为有表证，心下有水即胃中停有水饮，外邪内饮相搏，故上气咳逆，挟有热邪，又烦躁而喘，宜小青龙汤外解表邪，内驱水饮，加石膏以清里热。

【按】据临床经验，本方对急、慢性支气管炎，辨证为饮热互结者，效果甚佳，脉象多见浮滑，舌苔白腻，为饮热内结之候。然麻黄与石膏合用，石膏的用量必须超过麻黄的五至十倍，才能发挥其清热逐饮的作用。否则麻、桂、姜、夏、细辛，皆辛燥之药，石膏量少，则不能制诸药之燥，对内热烦躁颇难奏效，故用此方时须加注意。

"师曰：病人脉浮者在前，其病在表；浮者在后，其病在里，腰痛背强不能行，必短气而极也。"（《金匮要略·脏腑经络先后病脉证·九》）

前指寸部脉，后指尺部脉，寸脉浮为外感表邪，尺脉浮为内伤里证。腰痛、背强、短气、里极为里证肾虚之候。

【按】寸浮主表证，尺浮主里证，于临证往往多验，然而还必须与症状相结合，如腰痛背强短气，再兼见尺脉浮，说明是肾虚之候。脉浮在前，亦必见头痛恶寒等症状，才能认为表证，仲景意在言外，不可拘泥。

"男子面色薄者，主渴及亡血，卒喘悸，脉浮者，里虚也。"（《金匮要略·血痹虚劳病脉证并治·四》）

虚劳病脉浮，为阴血亏损，阳气外越。脉浮而无力，或浮大中空，皆血脱阳无依附的现象。面色薄即㿠白无神之谓，渴乃阴虚、津液不足所致，但不能多饮，与胃热口渴能饮者迥异。卒喘悸，为突然气喘心悸，乃肾虚气不归原所致。综合脉证观察，为阴血亏损于内，虚阳浮越于外之证。所以最后提出脉浮者里虚也。

【按】张介宾说："……大都浮而有力，有神者，为阳有余，阳有余则火必随之，或痰见于中，或气壅于上，可类推也。若浮而无力空豁者，为阴不足，阴不足则水亏之候，或血不营心，或精不化气，中虚可知也。若以此等为表证，则害莫大矣。"

张氏提出辨别外感内伤的浮脉，当从有力无力，有神无神中求之，切脉辨证颇为精细，对指导临床具有实际意义。

"心中寒者，其人苦病心如噉蒜状，剧者心痛彻背，背痛彻心，譬如蛊蛀，其脉浮者，自吐乃愈。"（《金匮要略·五脏风寒积聚病脉证并治·九》）

心中寒，其症心痛如噉蒜状，剧者心背相互彻痛。如蛊蛀，形容疼痛之剧烈，脉浮为标志邪有欲从上而出的趋势。所以自发得吐乃愈。

【按】脉浮为邪欲从上而解之兆，与"……疟脉自弦……浮大者可吐之"意义相近似。但得吐而解之症，皆有形之邪，如痰、食、饮之类，因此本节心中寒，亦属寒饮，否则就不会得吐而愈了。

"酒黄疸者，或无热，靖言了了，腹满欲吐，鼻燥；其脉浮

者，先吐之，沉弦者，先下之。"（《金匮要略·黄疸病脉证并治·五》）

酒黄疸无热，乃表无热，里则湿热蕴蓄，邪欲从上出，每见脉浮欲吐的证候，欲从下解，则脉沉弦少腹满，治疗必适应病机的趋势，或吐或下因势利导。

【按】本节可与"酒黄疸心中热欲呕者，吐之愈"对勘。凡邪欲从表从吐而解者，脉多浮，或寸脉独浮。欲从下而解者脉多沉，当然更须与具体症状相结合，如"欲呕者吐之愈，欲利者下之解"即是此意。

"诸病黄家，但利其小便，假令脉浮，当以汗解之，宜桂枝加黄芪汤主之。"（《金匮要略·黄疸病脉证并治·一八》）

黄疸病皆由湿热蕴蓄而成，故利小便为治黄疸之正法。但亦有表证无热之黄疸，则脉浮无热候，宜桂枝加黄芪汤发汗解之。

【按】此类黄疸，小便必自利，手足无热候，宜参阅"男子黄，小便自利，当与虚劳小建中汤。"

凡属湿热黄疸，必小便不利，如"……夫病酒黄疸必小便不利，其候心中热，足下热，是其证也"可知湿热黄疸与本节黄疸鉴别，当从小便利与不利，有无热候中求之。

本证以汗解之，是调和营卫之法，不一定是有外邪。桂枝黄芪汤本身就是调和营卫之剂，与小建中汤意义相近。

"师曰：尺脉浮，目睛晕黄，衄未止。晕黄去，目睛慧了，知衄乃止。"（《金匮要略·惊悸吐衄下血胸满瘀血病脉证治·二》）

尺脉浮为肾阴不足，虚阳浮越之象，目睛晕黄为肝经伏热（肝开窍于目）之外候，肾阴虚肝热升（肝藏血），迫血上逆，故衄血不止。如肝肾热除，则晕黄去，目清，尺脉浮亦随之而敛，自然衄血即止了。

【按】临床经验，哮喘病尺脉浮大，按之空豁，为肾阴虚，阳失藏而上亢，治疗以都气丸类补肾阴，摄纳阳气而安。与本节尺脉浮，病虽不同，理则不悖，研究中医学术，如能融会贯通，自有得心应手，左右逢源之妙。

浮缓脉

"太阳病，发热汗出，恶风，脉缓者，名为中风。"（《伤寒论·辨太阳病脉证并治上·二》）

本节为表虚，外感风邪之症。肌表疏松，风邪侵袭，则发热汗出，恶风脉缓，与伤寒无汗脉浮紧表实者，一风一寒，一虚一实，迥然不同。

"伤寒脉浮缓，身不疼，但重，乍有轻时，无少阴证者，大青龙汤发之。"（《伤寒论·辨太阳病脉证并治上·三九》）

脉浮缓，身不疼，但重著难支乍有轻时，而无少阴阳虚见症（脉微细、踡卧、欲寐、手足厥逆、下利等），则是湿邪留于肌表，故以大青龙汤以驱逐表湿。

表湿的脉缓，应指有力，往来缓而大，与中风表虚，缓而弱者有别，不可不知。

【按】临床经验，表湿症一般皆身体沉重难支，甚则不能动转，但无痛处，脉象皆浮缓而大，审其人体质强壮，又有里热者，可用大青龙汤发汗治疗。《金匮要略·痰饮咳嗽篇》……病溢饮者，当发其汗，大青龙汤主之，小青龙汤亦主之。"大青龙汤治表湿，人多有所忽视，不知方中麻、桂、姜、枣合用，最能驱除肌表之湿邪。《伤寒论》大青龙汤证两节原文，一系表寒内热，本节则为表湿内热，历代注家多注意其前者，对本节属于内热外湿则含混不清，不知脉浮缓，身重正是湿邪在表之征，用外寒解释就不免牵强了。

【又按】对本症不显著者，全身重著难支，舌苔白滑，每用柴胡桂枝汤，收效颇佳。若舌苔白厚质红赤，为湿遏热伏，则常用三仁汤加防己、桂枝等，疏托透达，疗效亦佳。

"伤寒脉浮而缓，手足自温者，是为系在太阴。太阴者，身当发黄。若小便自利者，不能发黄，至七八日，大便硬者，为阳明病也。"（《伤寒论·辨阳明病脉证并治·一八七》）

脉浮缓，手足自温，乃太阴湿气挟热郁蒸，必发黄，若小便自利，湿有出路，则不能发黄，至七八日湿从燥化，大便硬，则转归为阳明病了。

寸口脉浮而缓，浮则为风，缓则为痹，痹非中风，四肢苦烦，脾色必黄，瘀热以行。（《金匮要略·黄疸病脉证并治·一》）

寸口脉浮而缓，浮则为风，缓则为痹，是指犹以外感风痹，痹非中风，说明此脉浮缓非外邪，乃湿热内蕴于脾，所以四肢苦烦（脾主四肢）而发黄疸了。

【按】以上二节皆脉浮缓，均属于湿热内郁，而发黄疸之症，此类脉浮缓，皆缓大有力，风湿症亦多见此脉，与前节中风表虚之脉缓而弱是不同的。

浮紧脉

"太阳病，或已发热，或未发热，必恶寒，体痛呕逆，脉阴阳俱紧者，名为伤寒。"（《伤寒论·辨太阳病脉证并治上·三》）

本节为表实证，寒邪外束，肌表致密，则脉来浮紧，恶寒体痛。阳气未达于外，则未热，阳气已达于外，则已热，但无论目前已热、未热，最终必有发热的症状出现。

【按】阴阳指尺寸而言，尺寸俱紧，形容寒邪束于肌表，卫气都遏不能宣泄的征象，与"阳浮而阴弱"的中风脉，和"尺中迟者不可发汗"的脉，都恰恰形成对比。

"太阳中风，脉浮紧，发热恶寒身疼痛，不汗出而烦躁者，大青龙汤主之。"（《伤寒论·辨太阳病脉证并治中·三八》）

此表寒里热证，脉浮紧、恶寒、身痛、发热汗不出，为寒邪外束于肌表，烦躁为邪热蕴伏于里，非麻黄汤单纯发散表邪所能治愈，故于方内重用麻黄，加入石膏，使表寒里热得汗而两解。

【按】表寒里热证，除上述症状外，应该辅之以验舌，凡内热之候，舌质多红苔白厚而干，小便赤，大便燥等。

"伤寒脉浮紧，不发汗，因致衄者，麻黄汤主之。"（《伤寒论·辨太阳病脉证并治中·五五》）

伤寒脉浮紧，属表邪壅遏，不得宣泄，涉及营分，则迫血妄行而为衄血，由于表邪外遏所形成，就不能见血治血，所以用麻黄汤开表逐邪，衄血即止了。

【按】四七条"太阳病，脉浮紧，发热，身无汗，自衄者愈"为外邪由卫入营，故衄后得愈。常见外感病有得衄即解的现象，以邪在营分之故。

本节则是邪虽涉及营分，尚未完全入营，仍在气分，衄后必有脉浮紧身痛表证，故仍须用麻黄汤发汗治疗。

"脉浮而紧，而复下之，紧反入里，则作痞，按之自濡，但气痞耳。"（《伤寒论·辨太阳病脉证并治下·一五一》）

脉浮紧是伤寒表证，误用下药，外邪乘虚内陷，脉则由浮紧转为沉紧，心下痞塞，一般皆为寒热之邪互结，如诸泻心汤证，皆寒热药并用，按之皆痞硬。但亦有按之濡弱者，则属于气滞之痞。

【按】辨别结胸、痞证，腹诊最为重要，痞证不痛喜按，结胸硬痛拒按，一虚一实，判若霄壤。

"伤寒腹满谵语，寸口脉浮而紧，此肝乘脾也，名曰纵，刺

期门。"(《伤寒论·辨太阳病脉证并治中·一○八》)

《辨脉法》云：脉浮而紧者，弦也。弦为肝木气旺之脉，肝为刚脏胆火内寄，肝木气亢则胆火内燔，因而出现谵语。肝气过亢，则木横克土故腹满。期门为肝之募穴，所以刺期门，以疏泄肝邪。

【按】本节腹满谵语，脉见浮紧，乃肝火亢逆，以示与阳明实热内结腹满谵语，脉见沉实、滑实者不同。临证上肝胆火邪上逆的谵语甚多，大多皆见弦脉，以滋阴平肝熄风，为治疗准则。

"阳明病，脉浮而紧者，必潮热发作有时，但浮者，必盗汗出。"(《伤寒论·辨阳明病脉证并治·二○一》)

阳明病脉浮为阳热亢盛，紧是邪实内结，和太阳脉浮紧属于寒邪外束者不同。由于邪实内盛，所以必潮热发作有时。但若脉浮则只是阳热亢盛，阴不内守故盗汗出。

【按】临床诊断主要是随证辨脉，而不是据脉定证。如潮热发作有时，而见脉浮紧，乃实热内结，为阳盛于外之证。设发热恶寒身痛而见脉浮紧，则是太阳寒邪外束之证。因此可知若离开证谈脉，是违背仲景平脉辨证精神的。

"寸口脉浮而紧，紧则为寒，浮则为虚，寒虚相搏，邪在皮肤；浮则血虚，络脉空虚，贼邪不泻，或左或右；邪气反缓，正气即急，正气引邪，㖞僻不遂。邪在于络，肌肤不仁；邪在于经，即重不胜；邪在于腑，即不识人；邪在于脏，舌即难言，口吐涎。"(《金匮要略·中风历节病脉证治·二》)

紧则为寒，是外寒侵袭，浮则为虚，是卫气不足，卫气虚抗御能力减弱，则外邪趁虚入中，因而留于皮肤，邪再深入，则由卫入营，中于血脉，故曰络脉空虚，贼邪不泻。随着左右的一侧虚而留着；受邪的一面为之弛缓，未受邪的一面反呈拘急，为此牵引而为㖞僻不遂，即"邪气反缓，正气即急，正气引邪，㖞僻不遂",其次又分中络、中经、中腑、中脏,以表明邪气入中的浅深层次,有助于辨证论治。

【按】本节的脉浮,非外感之浮,是卫气不足,及络脉空虚之故,浮脉主虚之候甚多,但必浮而无力,浮而软大,浮而柔细,浮而大芤。原文提出"正气引邪",喻昌说:"内虚召风",皆《内经》"邪之所凑,其气必虚"之意。

【又按】中风有外风,内风,《金匮要略》又分中经、中络、中腑,中脏。中腑、中脏的证候,皆属内风,相当于西医脑血管意外(脑溢血,脑血栓形成、脑栓塞)。《素问·调经论》"……络之与孙脉俱输于经,血与气并,则为实焉。血之与气并走于上,则为大厥,厥则暴死,气复返则生,不返则死"以及《素问·生气通天论》"……阳气者,大怒则形气绝,而血菀于上,使人薄厥"相符合。《金匮要略》有风引汤一方,用寒水石、石膏、龙牡等潜阳熄风,亦针对内风施治。近人张山雷、张锡纯引申其义,用金石重镇之药,治疗本证,有一定疗效。尤以张锡纯之镇肝熄风汤疗效较佳,但脉象皆弦硬有力,经西医检查,血压皆高,大多属晚期高血压病,前药对降压也有较好的疗效。

至于口眼㖞斜,半身不遂,外风有之,内风亦有之,内风多见于后遗症,治疗应根据辨证,如活络祛风,补虚等方法。

本节应与伤寒麻黄汤证鉴别,伤寒为寒邪外束,故身痛,本节为湿气留于肌表,故骨节不痛但重酸,此点和大青龙汤证的"身不痛但重"相同。

浮数脉

"脉浮而数者,可发汗,宜麻黄汤。"(《伤寒论·辨太阳病脉证并治中·五一》)

南京中医学院编著的《伤寒论译释》认为本节之"数"字,

应当活看。因为麻黄汤证的脉象是浮紧，紧是寒邪，数是热象，数与紧完全不同，则知此处的数字是对迟缓而言。脉象浮紧，则必不迟缓，迟与数对，缓与紧对，则浮紧亦可用浮数来形容，这里的数脉，是有紧数的意义，这是古人文字上的变换处。笔者同意以上的解释。按临床经验，浮数脉即使原始是风寒，此刻已化热，必以辛凉发汗为宜，无再用辛温发汗的道理。

"脉浮数者，法当汗出而愈……"（《伤寒论·辨太阳病脉证并治中·四九》）

伤寒脉浮数有两种解释，一为邪入三阳，由于正气胜邪，阳气回，寒邪将去之兆，可以一汗而愈。此时不可用寒凉药遏制其阳气，阻遏邪气之外出。一为温热亢盛的脉浮数，如伤寒寒邪化热，或风温，温热等，则数而壅盛有力，和阳气恢复的浮数中寓有缓象则不相同，一个是正复，一个是邪盛。在辨证时，必须细心剖析，才不致误。

"发汗已，脉浮数，烦渴者，五苓散主之。"（《伤寒论·辨太阳病脉证并治中·七二》）

发汗后不解，脉浮数烦渴，必小便不利，为水蓄气化不行，津液不能上升所致。以五苓散利水化气，则病自解了。若无小便不利，但发热，潮热，乃阳明热炽津伤之烦渴，可与白虎汤清热生津治疗。

"病人无里证，发热七八日，虽脉浮数者，可下之。假令已下，脉数不解，合热则消谷善饥，至七八日，不大便者，有瘀血，宜抵当汤。"（《伤寒论·辨阳明病脉证并治·二五七》）

发热七八日不解，审其无恶寒等表证，虽然脉见浮数，也可一下，如属阳明胃家实，下后则热解，脉静而愈。如果下后身热不退，脉数不解，并能食易饥，则知不属阳明腑实，乃系血所致。应予抵当汤，破血逐瘀治疗。

【按】此节为血之症，辨证时，除了注意下后身热不解的治疗过程，更应审查有无瘀血征象，如少腹是否有硬满，唇舌是否色青，大便虽易屎反黑等，以补充脉诊的不足。

"趺阳脉浮而数，浮则为气，数即消谷而大坚，气盛则溲数，溲数即坚，坚数相搏，即为消渴。"（《金匮要略·消渴小便不利淋病脉证并治·二》）

趺阳脉浮数，为胃热盛，热盛则消谷，胃热肠燥，水分偏渗，故小便数大便硬。热盛伤津，不能滋润，乃形成消渴。

【按】本节为消渴证，相当于西医的糖尿病和尿崩症。消渴分为上、中、下三消。趺阳脉浮数，为胃热无津液以滋润，则消渴引饮，多食易饥属上中二消。此种情况，脉象一般皆现浮数或滑数。据临证观察，多出现数大无伦之象，体质则消瘦如柴。不同于伤寒阳明病，洪数、滑数有伦，纯属外感热盛之脉，可以一清而解。

"病腹满，发热十日，脉浮而数，饮食如故，厚朴七物汤主之"。（《金匮要略·腹满寒疝宿食病脉证治·九》）

腹满发热已经十日不解，多为阳明实热，饮食如故，脉浮而数，又为表证不解，宜厚朴七物汤表里两解治疗。

【按】脉浮数固然是表邪不解，但病人腹满发热十日不解，主要症结，还在于实热内结。腑实得通，里气和，则表气自达。若单纯解表，则表反不能解，于此等处，可以看出表里对立统一的关系，使人更加相信中医整体治疗的可贵。

【又按】凡属实热的腹满，除了脉以外，腹部的触按及舌苔的观察有更重要的参考价值。如舌苔黄或厚浊，腹部拒按，小便赤，大便燥等，皆实热内结之候，在临证时，全面综合分析，自然容易辨识。

浮弱脉

"太阳中风，阳浮而阴弱，阳浮者，热自发，阴弱者，汗自出，啬啬恶寒，淅淅恶风、翕翕发热，鼻鸣干呕者，桂枝汤主之。"（《伤寒论·辨太阳病脉证并治上·一二》）

本节为中风表虚证。阳浮指寸脉轻取而浮，阴弱指尺脉重取而弱，表虚外邪不解，故脉来阳浮而阴弱、啬啬恶寒、淅淅恶风、翕翕发热，均为肌腠疏松，外邪不解的见证，所以用桂枝汤调和营卫，解肌散邪。

【按】近代不少注家认为中风属于表虚，伤寒属于表实，似乎较某些注家主张风为阳邪，寒为阴邪要切合实际一些。然而认为中风纯属表虚，则义犹未尽。考中风一证，乃表既虚而外邪不解，因风性疏泄，风邪外袭，故见发热、汗出，恶风、脉浮缓，汗出表虚，故用桂枝汤，温服微取汗，以解外邪，外邪解，则诸证自愈，同玉屏风散，纯属表虚，无外邪者，则有区别。

"少阴脉浮而弱，弱则血不足，浮则为风，风血相搏，即疼痛如掣。"（《金匮要略·中风历节病脉证治·六》）

少阴脉弱为营血不足，脉浮为风邪外袭，风邪因血虚袭入，营血愈耗，无以濡养筋骨，因而关节疼痛如掣。

【按】历节病多因内外因结合而构成，风寒湿为外因，湿热蕴伏，或阴虚血弱为内因。如"趺阳脉浮而滑，滑则谷气实，浮则汗自出"，是酒谷湿热内蕴，汗出召风而成历节。本节是血虚筋骨失养，外风袭入，因而关节疼痛如掣。二者风邪外因虽同，内因则各异，脉象随之有浮滑、浮弱的不同，治法亦因之有除湿热以驱风，或养血以驱风的不同。辨证中除了从脉象鉴别以外，还要注意病人的体质，凡属湿热历节，病人多肥胖。阴虚血弱多消瘦，掌握了病人体质，也可作为二证鉴别之一助。

"病人面无血色，无寒热。脉沉弦者，衄。浮弱，手按之绝者，下血，烦咳者，必吐血。"（《金匮要略·惊悸吐衄下血胸满瘀血病脉证治·五》）

病人面无血色，为亡血现象，无寒热说明无外邪，如此严重亡血症，必有出血现象。如脉象沉弦者，乃肾阴虚，肝阳亢，血随之上溢而衄血。若脉象浮弱按之欲绝，为气虚血脱，因而下血。如烦躁而咳为肺损，阳气外越之象，必吐血。

【按】治疗失血证，若泛泛以止血药则往往无效，前人有"见血休止血"之说。必审其阴虚阳虚作为辨证施治的纲领，如脉沉弦，乃属阴虚阳亢，血不归经，以滋阴平亢，则血即止。亦有阳虚，气不摄血者，脉见浮弱，则以益气之法。俾气旺血摄，而血亦止。

凡出血过多，脉象弦大或浮大者，多属肾阴亏阳气外浮，余常用滋阴补肝肾，清热凉血而取效。如近治一妇人，姜某，52岁，已届更年期，月经未断，1年反复出血不断，近2个月来出血量过多不止，曾入某医院住院治疗，曾用止血剂、黄体酮等，血仍不止。面色萎黄，心烦发热，口苦不欲食，后尾骨部酸痛，痛则出血，气短，心悸，全身衰弱难支，余诊其脉弦大无力，舌苔白燥，辨证为肝肾阴虚，血热不得潜藏所致。宜滋补肝肾，清热凉血法。拟方：熟地20克，山萸肉20克，白芍25克，煅龙骨20克，煅牡蛎20克，棕炭20克，党参20克，海蛸20克，酒芩15克，丹皮15克，焦栀子15克，甘草10克。

服上方2剂，血即止，心烦亦大减，全身较有力，但活动后仍有米泔水样甚多，腰酸痛，脉弦大趋于缓象。继以前方加山药25克、芡实15克。1985年6月8日复诊，诸证皆愈，脉象转缓。

【又按】白血病、再生障碍性贫血，皆有以上症状，此类出血同一般出血不同。一般出血大多因血热妄行离经外溢，以犀角地黄汤一类清热凉血而血即止。此类出血（指白血病等）脉皆现浮大芤象，大多虚极，即使身热，亦属虚热，必须从益气补血等法着手，不能单纯依靠清热止血的治疗法则。

"酒疸下之，久久为黑疸，目青面黑，心中如啖蒜齑状，大便正黑，皮肤爪之不仁，其脉浮弱，虽黑微黄，故知之。"（《金匮要略·黄疸病脉证并治·七》）

此节为酒疸，经泻下后，转为黑疸。黑疸的症状是目青面青，心中像吃蒜齑状，大便黑色，皮肤爪之不仁，乃瘀血之候。脉象浮弱，以示正气已虚，皮肤虽黑而带有微黄，与女劳疸色纯黑者不同。

浮大脉

"结胸症，其脉浮大者，不可下，下之则死。"（《伤寒论·辨太阳病脉证并治下·一三二》）

结胸症，脉见浮大，为正虚邪实，阳浮于外之候，所以不可攻下，若误用下药，则邪益实，正益虚，多不可治。

【按】伤寒可下之脉，多见滑实、沉实，或沉滑、迟紧等，乃邪实壅结之候，可以下之。若脉浮，或浮大，非表邪不解，即阳气外越，故严禁攻下药治疗。

"三阳合病，脉浮大，上关上，但欲眠睡，目合则汗。"（《伤寒论·辨少阳病脉证并治·二六八》）

脉浮大，上关上，形容脉长直有力，即太阳脉浮，阳明脉大，少阳脉弦，三种脉兼见之象，乃三阳合病热盛之象。但欲眠睡，目合则汗，亦三阳热盛之候。

【按】本节的脉浮大，是由于三阳合病热盛所致，所以必浮大有力，与虚劳病的脉浮大无力，属于阴精内夺，虚阳外越者不同。

"师曰：疟脉自弦……浮大者，可吐之……"（《金匮要略·疟病脉证并治·一》）

脉浮大乃邪在上焦，故可以用吐法治之。但此邪必痰食之类，所以得吐即愈，若无形之六淫，则不宜用吐法。

"劳之为病，其脉浮大，手足烦，春夏剧，秋冬瘥，阴寒精自出，酸削不能行。"（《金匮要略·血痹虚劳病脉证并治·六》）

阴精虚损，阳气不能秘藏，浮越于外，故手足烦热，脉来浮大重按无力，同时由于阴精虚损，相火妄动，故有遗精自泄，两足酸软，步履困难等症。

【按】此类脉浮大，按之无力，在临床中再生障碍性贫血一类疾病，多见此脉。同外感邪盛的脉浮大沉取有力者，大有区别。由于阴虚阳亢，阴阳失去依存的作用，精愈遗则阳愈亢，造成了恶性循环，在治疗上，必须沟通心肾，使浮越之阳气下返其宅。治此类症，笔者本桂枝加龙骨牡蛎汤之意，喜用龙、牡、山萸、五味收敛之品，收效颇佳，若纯用补剂，反而无效。

【又按】本节与"男子平人，脉大为劳"，"脉弦而大，弦则为减，大则为芤"，两节的脉法相近，可以互相参阅。

"上气面浮肿，肩息，其脉浮大，不治，又加利尤甚。"（《金匮要略·肺痿肺痈咳嗽上气病脉证治·三》）

上气面浮肿，呼吸摇肩，是呼吸十分困难的现象，脉浮大为肾气衰竭，孤阳浮越于上的表现，故为危候。再加下利，而阴亦下脱，所以为不治之症。

【按】上气浮肿，肩息，脉浮大，为肾虚不能摄纳，气从上越之兆。笔者在临证中观察，肺源性心脏病中往往遇到类似脉证，脉象浮大，重按则空豁，此时急以补肾纳气归原之剂，如都气丸之类，或黑锡丹重镇摄纳，或可挽救。如以脉浮大为痰热，泛以清热化痰定喘之药，则不能收效。

"咳而上气,此为肺胀,其人喘,目如脱状,脉浮大者,越婢加半夏汤主之。"(《金匮要略·肺痿肺痈咳嗽上气病脉证并治》)

风热与水饮,内外合邪逆结于肺,不得透发而上壅,所以脉来浮大、咳喘目如脱状,与越婢加半夏汤疏风、清热、驱饮。邪解则诸症自愈。

【按】本节是风热挟水饮上壅,故脉来浮大壅盛有力。前节是肾虚不纳阳气浮越,故脉来浮大重取空豁,两症虽皆喘逆上气,一虚一实却截然不同,倘辨证不清,毫厘之差,则有千里之谬。于此等处,可以看出切脉在辨证中重要地位的一般了。

浮滑脉

"伤寒脉浮滑,此以表有热,里有寒,白虎汤主之。"(《金匮要略·辨太阳病脉证并治下·一七六》)

脉浮滑是里热炽盛之候,故以白虎汤清热解肌法治之。白虎加人参汤之适应症,一般的必须有大热、大汗出、大渴及脉洪大等四大症候,是其常。本节脉浮滑是其变,外部表现的证候虽有差异,疾病的本质属于热盛则一,因此,真正掌握了仲景平脉辨证的精神实质,就可以了解到疾病常和变的辨证关系,自然不会用公式化的眼光去认识疾病了。

【按】本节可与三五〇条"伤寒脉滑而厥者,里有热,白虎汤主之"相互参考。白虎汤中石膏有清热解肌的功能,使内蕴之热,息息从皮毛外达,故对内热蕴伏者,甚为适宜。

"趺阳脉浮而滑,滑则谷气实,浮则汗自出。"(《金匮要略·中风历节病脉证并治·五》)

本节为历节病类型之一。脉见浮滑,为酒谷湿热内蕴,因而汗出当风,形成历节病。治疗当审因论治,从湿热中求之,如汉防己、薏苡仁、木通、苍术、黄柏等一类药物，皆可应用。

浮弱脉的运用篇中，有"少阴脉浮而弱，弱则血不足，浮则为风，风血相搏即疼如掣"，乃由于血虚召风，为历节病的另一类型。治疗当以养血驱风，如独活寄生汤中之用四物，桂枝芍药知母汤中之用芍药、知母，皆侧重养血滋阴以驱风。

浮迟脉

"脉浮而迟，表热里寒，下利清谷者，四逆汤主之。"（《伤寒论·辨阳明病脉证并治·二二五》）

浮为表邪不解，迟为里寒阳衰，按一般治疗规律，应该先表后里，但本症下利清谷不化，则里急于表，所以先用四逆汤以扶阳温里，待阳扶利止，再治其表。

【按】表和里是对立统一的，不能截然分开，下利清谷为里寒盛急，如不先治其里，阳气不达，表证亦不能解。等到里阳恢复，卫气充达，则表邪随之而解了。关键在于认清哪个是主要的，哪个是次要的，主要的问题解决了，次要问题亦随之而解，最怕主次不分，先后倒置。

"寸口脉浮而迟，浮脉则热，迟脉则潜，热潜相搏，名曰沉。趺阳脉浮而数，浮脉即热，数脉即止，热止相搏，名曰伏。沉伏相搏，名曰水。沉则络脉虚，伏则小便难，虚难相搏，水走皮肤，即为水矣。"（《金匮要略·水气病脉证并治·八》）

本节为寸口，趺阳部位合诊法。寸口脉浮为热，脉迟属阴，阴主潜藏，热潜相搏名曰沉，是热内伏而未外发之意。总起来看，寸口脉浮迟，趺阳脉浮数，最后转化为沉和伏，则是热潜于内，不得外出。热与水气相搏，是以小便不利，外渗经络，溢于皮肤，因而形成水肿。

【按】此节阐明水气病，热与水相互搏结之症。脉沉伏是由水气过郁，热邪内潜所致。不得以脉沉伏而误认为是寒水。所以原文指出："热止相搏，名曰伏，沉伏相搏名曰水。"由于水在外，热潜于内，在辨证中，极难辨识，往往容易误诊。慢性肾炎有此类型水肿，一般舌质皆红绛，手足心发热，腹部坚硬拒按，等到水肿消退后，热证才能明显暴露。在治疗上，攻水除热，十枣汤不适宜，必须以大陷胸汤之类大黄、芒硝与甘遂合用，庶几逐水泻热，两方兼顾。

"寸口脉浮而迟，浮即为虚，迟即为劳，虚则卫气不足，劳则营气竭。"（《金匮要略·消渴小便不利淋病脉证并治》）

本节阐明虚劳的脉象，浮而无力，为阳虚气浮，迟主营血不足，此类迟脉，皆兼往来不流利的涩象，故主营卫俱虚之候。

浮芤脉

"脉浮而芤，浮为阳，芤为阴，浮芤相搏，胃气生热，其阳则绝。"（《伤寒论·辨阳明病脉证并治》）

浮主阳热盛，芤主阴血弱，浮芤同见，为阴虚阳盛的病机，由于阳亢阴衰，肠失润濡，因而形成大便燥。因不是胃家实，纯属热盛的便燥，所以不可妄议攻下。必须以滋燥、养液、润肠为主。

【按】芤脉一般多见于失血病，本节见于大便难，乃阳明热盛津竭之脉，亦属难治之症，其阳则绝，为亡津液之互辞。

浮涩脉

"趺阳脉浮而涩，浮则胃气强，涩则小便数，浮涩相搏，大便则硬，其脾为约，麻子仁丸主之。"（《伤寒论·辨阳明病脉证并治·二四七》）

趺阳脉浮而涩，说明胃阳气强，脾阴气弱，由于脾不能为胃行其津液，偏渗膀胱，所以小便数，大便坚，麻子仁丸有濡脾阴，泻胃热，润燥滋干的作用，所以大便即愈了。

本节的病机是胃阳亢，脾阴弱，阳亢和阴弱，两者之间，有互为因果的关系，在治疗上如果单纯致力于胃中热亢，以硝黄之类，泄胃热，而脾阴不得濡润、大便必旋利而旋又燥，本方麻子仁、杏仁润肠之燥，大黄、枳实、厚朴以泄胃家之热，芍药酸寒以敛阴液，熔于一炉，具有泄热、滋燥、润肠、通便的作用，故用之奏效其捷。

【病案举例】

许某，患大便秘结证，已 5 年余，每隔 5～6 日大便始能一行，粪块干燥如羊矢，下腹部稍感不适，脉浮两尺部重取有涩象，舌质红唇干，曾经中西医用泻药治疗，初服有效，继则便燥如故，综合以上脉症分析，认为是脾约症，给予麻子仁丸，嘱其日 2 次服，服药 1 月余，大便恢复正常，迄已年余无便燥发生。

麻子仁丸润肠燥，亦治小便频数，1985 年 5 月诊一病人，男性，55 岁，患小便频数数年余，夜间更重，一夜之间便 6～7 次，不得安枕，服中药百余剂，无效，求治于余。诊其脉有浮涩象，望其舌紫而少津，询其大便 5～6 日一行，干如羊矢，恍悟此乃脾约证也。顾其以往所服之药，皆八味肾气丸、桑螵蛸、益智温肾固涩之剂，宜其无效，投以麻子仁丸方，改以小量汤剂，连服 3 剂，大便日或二日一行，转润，小便频数随之减少，继以此药调治，脉转和而瘥。

【按】 肾司二便，肾阴亏耗则肠失濡润而燥结，可用滋补肾阴之药，往往大便转润而愈。陈士铎《石室秘录》两方治肠结便秘颇效。一为生阴开结汤，熟地二两，玄参、当归各一两，生地、牛膝、麦冬、山茱萸、肉苁蓉酒洗各五钱，山药三钱，水煎服。第二方用熟地、玄参、当归各一两，川芎五钱，火麻仁一钱，蜜半瓯大黄一钱，桃仁二十个，红花三分，水煎服。此方妙在用熟地、玄参、当归以生阴血，少加麻仁、大黄以润肠下行，上两方用治老年便秘疗效佳。

"趺阳脉浮而涩，浮则为虚，涩则伤脾，脾伤则不磨，朝食暮吐，暮食朝吐，宿谷不化，名曰胃反。脉紧而涩，其病难治。"（《金匮要略·呕吐哕下利病脉证治·五》）

浮则为虚，是胃阳虚衰，涩则伤脾，为脾阴耗伤，脾胃阴阳俱伤，不能传化水谷，因而形成朝食暮吐，暮食朝吐的胃反证。脉紧涩，为寒盛津伤，正虚邪盛故难治。

【按】历代注家皆以本节病机为脾胃虚寒。殊不知胃反寒证固有之，血耗津枯者，更为多见，从"浮则为虚"、"涩则伤脾"来看，当属阴液耗伤，食物难于下行，故逆反而出。丹溪谓："血耗胃槁，槁在贲门，脘痛吐食，上焦膈也；食下良久复出，槁在幽门，中焦膈也；朝食暮吐，暮食朝吐，槁在阑门，下焦膈也。"治疗当以滋血润燥之类，应予本节相互参阅。

浮洪脉

"脉浮而洪，浮则为风，洪则为气，风气相搏，风强则为隐疹，身体为痒，痒为泄风，久为痂癞；气强则为水，难以俛仰。风气相击，身体浮肿，汗出乃愈。恶风则虚，此为风水；不恶风者，小便通利，上焦有寒，其口多涎，此为黄汗。"（《金匮要略·水气病脉证并治·二》）

脉浮洪，一是指风邪盛，风为阳邪，风盛则浮，一是指气，气即水气，风气与水相搏，而成为风水之证。如风邪侵入血分，则为隐疹，发痒日久不愈，则形成痂癞。气强则为水，风水相搏，则身体浮肿。必须发汗，则风水去而愈。

【按】据临床经验若干例水肿病，水肿消退后，全身出现瘾疹，瘙痒难忍，脉象浮洪，或见大而缓者，在小儿肾炎中，亦有首先出现皮疹。以致结痂破溃，瘙痒难忍，经化验尿中有改变，才确诊为肾炎。贵阳医学院肾炎研究组，分型为疮毒型肾炎，当指此类。笔者根据脉象浮洪、缓大，按风邪与湿热相搏的病机治疗，用当归拈痛汤一类药物，疗效颇为满意。

浮动数脉

"太阳病脉浮而动数，浮则为风，数则为热，动则为痛，数则为虚，头痛发热，微盗汗出，而反恶寒者，表未解也。医反下之，动数变迟，膈内拒痛，胃中空虚，客气动膈，短气躁烦，心中懊恼，阳气内陷，心下因硬，则为结胸，大陷胸汤主之。若不结胸，但头汗出，余处无汗，齐颈而还，小便不利，身必发黄。"（《伤寒论·辨太阳病脉证并治下·一三四》）

本文可分三段读，从太阳病到表未解也一段，用脉浮动数和头痛发热恶寒，说明表邪未解。因脉动数，恐认为里实结聚，而用下剂，所以一再提出此乃表证未解，不可妄议攻下。第二段从医反下之，到大陷胸汤主之。说明误下后形成结胸的病理机制，由动数脉变为迟脉，则是邪热内陷，与饮相互搏结之候。第三段若不结胸到身必发黄。说明误下后未成结胸，而转为湿热内蕴之黄疸症。

【按】本节的脉浮、动、数虽是表证不解，但和风寒脉紧或缓的表证已自有别。浮则为风，数则为热，已是风热的表证，非麻、桂所能治了。同时动则为痛，数则为虚，说明邪有内陷之机，此时，如误用下药，则动数之脉变迟，膈内拒痛，则成为结胸症了。迟脉与大承气汤证的迟脉意义相近，彼是实热内结，故用硝黄，此是饮热互结，故硝黄与甘遂合用，两者皆属热结，所以脉皆有迟象。

浮虚涩脉

"伤寒八九日，风湿相搏，身体疼烦，不能自转侧，不呕不渴，脉浮虚而涩者，桂枝附子汤主之。若其人大便硬，小便自利者，去桂加白术汤主之。"（《伤寒论·辨太阳病脉证并治下·一七四》）

浮虚脉属于卫阳衰微，表气不振，涩脉是邪气侵袭营卫受阻，浮虚涩脉合见，乃卫阳不足，风寒侵袭，营卫滞涩之证，所以有身体疼烦，不能自转侧的症状。不呕不渴则说明无热的征象，宜用桂枝附子汤助卫阳，除风湿，疏达营卫治疗。若大便硬，小便自利，为湿气留表，而里反不濡，故去桂枝加白术以助脾土之健运，使健运之功能旺盛，则湿气内返，大便濡而表湿亦随之而除了。

【按】《医宗金鉴》谓此节"脉浮虚者，表虚风也，涩者湿也，身体疼烦风也，不能转侧湿也，乃风湿相搏之身体疼痛，非伤寒骨节疼痛也。与桂枝附子汤，温散其风湿，从表而解也。若脉浮实者，则又当以麻黄加术汤，大发其风湿也"。

《医宗金鉴》以脉之浮虚、浮实辨别风湿之属于表虚、表实，颇为合理，值得我们作为辨证的依据。另外本节不呕不渴的阴性症状，对辨证也很重要，如果有呕渴则多属风湿挟热，本方又非所宜了。

浮微涩脉

"问曰：寸口脉浮而涩，法当亡血，若汗出。设不汗者云何？答曰：若身有疮，被刀斧所伤，亡血故也。"（《金匮要略·疮痈肠痈浸淫病脉证并治·五》）

脉浮微涩，乃血液伤亡所致。张石顽谓："涩主阴血消亡"，即指此类涩脉而言。浮微涩和下节浮弱涩怎样取法呢？浮弱涩是举之无力而软，按之滞涩不流利，浮微涩是举之似有似无，按之往来不流利。二者实际都是阴阳气血俱虚之候，与前节风湿相搏营卫受阻的涩脉，是有所不同的。

浮弱涩脉

"男子脉浮弱而涩，为无子，精气清冷。"（《金匮要略·血痹虚劳病脉证并治·七》）脉浮弱为阳虚，涩为精衰血少，由于阴阳俱虚，精气清冷故无子。张石顽谓："尺中脉涩，则艰于嗣"和本节意义相同。

【按】在临证中，遇到严重贫血患者的脉，取之短小，而往来不流利，脉的跳动，在指下非常艰难，随着给予补气血之药以后，脉亦随之流利。短小而不流利，即微涩，或弱涩一类脉。

沉　脉

"少阴病，身体痛，手足寒，骨节痛，脉沉者，附子汤主之。"（《伤寒论·辨太阳病脉证并治·三〇五》）

本节主要由于阳气衰微，不能充达鼓舞于全身，阴寒之气留于经脉之间，所以有身痛、骨节痛、手足厥冷、脉象沉而不举等症。伤寒表证同样有身痛，但彼是寒邪外束，必有发热头痛项强脉浮紧等表证，与此节应知鉴别。

"少阴病，脉沉者，急温之，宜四逆汤。"（《伤寒论·辨少阴病脉证并治·三二三》）

脉沉和前节相同，皆由阳气衰微所致。但此类沉脉，皆重取无力，同时必兼手足厥逆和下利清谷等症。方可用四逆汤以回阳救逆，不能单凭脉沉一项，就用四逆汤。

"病发热头痛，脉反沉，若不差，身体疼痛，当救其里，四

逆汤方。"（《伤寒论·辨太阳病脉证并治中·九二》）

发热头痛，是太阳表证，应当见浮脉，为表证表脉，可一汗而愈。今脉反沉，则知里阳不足，经过解表若不差，原因在于里阳衰微，表气不达之故，徒事解表，必不能解，应当先温其里，俟里阳振奋，卫气充盈，表证自然可解。

"少阴病，始得之，反发热，脉沉者，麻黄附子细辛汤主之。"（《伤寒论·辨少阴病脉证并治·三〇一》）

发热是太阳表邪不解，脉沉是少阴阳气不充，表邪不解又由于阳气衰微，不能托邪外出，故宜麻黄附子细辛汤，麻黄与附子合用，温阳发表，扶正祛邪双方兼顾。

【按】本节和前节都是表证不解而见脉沉，同属阳气衰微、但前节是里急于表，故用四逆汤以温阳为主，俟阳气充则表气达，外邪自解。本节为表里证势均，故用温阳解表兼顾，表邪始能外解。

麻黄汤证，发热恶寒，头痛脉浮，表证表脉，可以发汗而解。本证发热脉反沉，表证而见里脉，乃阳气衰微，若遂以发汗之剂，不仅表邪不解，而且必有漏汗之虞。故以麻黄附子细辛汤，温阳发表，扶正祛邪双管齐下，可以得汗而解。在这种情况下，脉浮、脉沉一则说明正（阳）气未伤，一则说明阳（正）气不充，为辨证论治的关键。

"胸中有留饮，其人短气而渴，四肢历节痛。脉沉者，有留饮。"（《金匮要略·痰饮咳嗽病脉证并治·一〇》）

水饮之病，其本皆由阳虚不能化气，水津四布的功能受阻，故停留而为饮病。水饮停蓄，脉搏则沉，水失蒸化，津不上腾又口渴短气，饮流入四肢关节，因而出现四肢关节痛。

【按】四肢历节痛，由风湿相搏者，其脉必浮，无水饮诸症状出现，本节脉不浮而沉，有短气，口渴蓄饮症状出现，所以知是留饮，而不是风湿。

"脉得诸沉，当责有水，身体肿重。水病脉出者死。"（《金匮要略·水气病脉证并治·一〇》）

《内经》谓"三阴结为之水"，所以水气病的形成，皆阳虚不运所致。水为阴邪，留于经络皮肤之间，营卫受遏，脉来则沉。脉出乃浮大无根之候，轻取有，重按则散，是真阳外脱之兆。故为危候。

"里水者，一身面目黄肿，其脉沉，小便不利，故令病水。假如小便自利，此亡津液，故令渴也，越婢加术汤主之。"（《金匮要略·水气病脉证并治·五》）

水湿壅遏故脉沉，水气下不得利，外不得汗，溢于肌肤，故一身俱肿，而小便不利，宜越婢加术汤，发汗行水利湿。如小便自利而渴，为亡津液，则不宜此方。

【按】本节用越婢加术汤发汗，则知仍为水气在表之症。水气在表，脉亦有沉者，如"寸口脉沉滑者，中有水气，面目肿大有热，名曰风水……"即是。因此可知辨别水气之在表、在里，不应单凭脉的浮沉。应从肿的部位，如身半以上，或身半以下，及表里证候决定。笔者曾经治疗一例风水证，一身尽肿，脉象伏而不出，病人有身痛不可近的症状，当时辨认为水气在表，给予越婢加术汤，二剂肿完全消退，身痛顿除，脉搏亦随之而出。若以脉沉伏为水气在里，那就错了。究其原因，为水气遏于外，则脉隐伏不能外达，迨水气去则脉出，此为水气病的一般规律。

风水病，若风偏盛者，水肿部位多偏于上，头面眼睑肿甚，有恶风、身痛等症状，脉浮可发汗而解。

"师曰：病有风水、有皮水、有正水、有石水、有黄汗。风水其脉自浮，外证骨节疼痛，恶风。皮水其脉亦浮，外证胕肿，按之没指，不恶风，其腹如鼓，不渴，当发其汗。正水其脉沉

71

迟，外证自喘。石水其脉自沉，外证腹满不喘。黄汗其脉沉迟，身发热，胸满，四肢头面肿，久不愈，必致痈脓。"（《金匮要略·水气病脉证并治·一》）

风水、皮水为水气在表，其脉皆浮；正水、石水，为水气在里，其脉皆沉。风水、皮水的不同点，在于风水恶风有外证骨节疼痛，皮水不恶风，腹如鼓，二症虽均可发汗，但皮水有腹如鼓无外证，终较风水为重。风水有外证，而无腹如鼓里证，则风水较轻。正水、石水虽然皆是水气在里，正水有自喘无腹满，石水有腹满无自喘，因而可知正水水偏于上，石水水偏于下。黄汗是水热互结之症，所以发热、胸满，而汗出色黄，日久不愈，使营气受阻，必形成痈脓之疾患。

【按】本节风水、皮水是水气在表，正水、石水是水气在里，概括起来将水肿分为二大纲领。从而决定发汗，利小便，泻下等治疗法则，实际是贯彻《内经》的"开鬼门、洁净府、去菀陈莝"的治疗法则。

急慢性肾炎水肿，可分为水湿外溢及水湿内结二型，前者宜发汗，后者宜泻下及温阳利小便。这就是在本节的基础上，引申发展而来的。

"夫水病人，目下有卧蚕，面目鲜泽，脉伏，其人消渴。病水腹大，小便不利，其脉沉绝者，有水，可下之。"（《金匮要略·水气病脉证并治·一一》）

沉绝者，沉之极近于伏，脉沉伏，腹膨大，小便不利，是水气内结之候，故可下之以夺其水。

【按】目下卧蚕，面目鲜泽，从望诊得之，是一般水气病所具有的证候。脉伏不出，腹部膨大，坚硬拒按，小便不利，口干思饮，乃为水气内结之症，可用逐水药，如十枣汤、神佑丸之类治之。

水气病脉证俱实，固然可以泻下逐水，然有证实脉虚者，或水肿日久，正气已衰，本虚标实，不泻则水无出路，肿不能消，泻下则正气耗伤，旋消旋肿，或投泻药后，竟不得泻，如此情况，实属棘手。当于攻补兼施法中求之。或先攻后补，这样按法施治，肿消后，一般皆巩固，很少复发。

根据临证经验，先以十枣、神佑之类，俟水得利后，再以参苓术草，或厚朴半夏甘草生姜人参汤之类，消补兼施，服药后小便随之增多，水肿随之消退。若执意泻下，泻后肿虽暂消，一二日又恢复如前，并且愈泻则正气愈伤，终难获效。因此，治疗此类水肿，不能只注意水，必须兼顾正气，一面消水，一面扶正，才能获效。如果水肿虽剧，但病程不久，脉证形气俱实者，可根据邪去则正安的原则，用攻下法以逐其水。

"脉沉，渴欲饮水，小便不利者，皆发黄。"（《金匮要略·黄疸病脉证并治·九》）

本节脉沉是湿热内瘀所致。由于湿热郁结，故小便不利，渴欲饮水，湿热下不得利，邪无出路，因而必发黄疸。

【按】综合以上各节沉脉分析，《伤寒论》少阴病的脉沉，则沉而无力，或兼微细。乃属阳气衰微所致。凡属阳气不足的脉沉，则沉而无力，或兼微细，或应指稍久，衰微欲无。（《金匮要略》）水气及黄疸的脉沉，前者为水气内结，后者为湿热内郁，二者皆由邪气壅遏，营卫不得宣发，脉象因之而沉。但此类沉脉，皆指下有力，按之不衰，或兼见实、紧、弦、滑等脉。李时珍谓："沉而无力虚与气，沉而有力积并寒"，即是此意。

真实假虚，真虚假实，于脉之浮沉中辨别极为重要。假实脉虽浮大，或洪大，重按则空豁欲无，或涣漫欲散。真实脉浮取虽细小，沉取则有力，或浮取似无，沉取则隐隐有力。所以徐灵胎说："脉之真有力，真有神，方是真实证；脉之假有力，假有神，乃是假实证"。张石顽谓："阳气微，不能统运营气于表，脉显阴象而沉者，则按久愈微，若阳郁不能浮应卫气于外，脉反沉者，则按之不衰。"这些方面必须细心体验，方能有得心应手之妙。

沉紧脉

"伤寒若吐若下解后，心下逆满，气上冲胸，起则头眩，脉沉紧，发汗则动经，身为振振摇者，茯苓桂枝白术甘草汤主之。"（《伤寒论·辨太阳病脉证并治中·六七》）

伤寒误经吐下，损伤脾胃的阳气，土不制水，水邪趁虚上乘侮土，故脉来沉紧，心下逆满，气上冲胸。由于水饮中阻，清阳不升，所以起则头眩，若再发汗，必更伤其阳气，水邪逆上，势更严重，则出现身为振振摇的现象。宜苓桂术甘汤崇土制水以治之。

【按】脉沉紧为水饮搏结之候，与寒邪内结的沉紧不同，当参考症状鉴别。

苓桂术甘汤证，临床颇不罕见，脉象皆沉紧大而有力，乃水邪上冲的征象。

"问曰：'病者苦水，面目身体四肢皆肿，小便不利，脉之，不言水，反言胸中满，气上冲咽，状如炙肉，当微咳喘，审如师言，其脉何类'？师曰：'寸口脉沉而紧，沉为水，紧为寒，沉紧相搏，结在关元，始时尚微，年盛不觉，阳衰之后，营卫相干，阳损阴盛，结寒微动，肾气上冲，喉咽塞噎，胁下急痛。医以为留饮，而大下之，气击不去，其病不除。复重吐之，胃家虚烦，咽燥欲饮水，小便不利，水谷不化，面目手足浮肿。又与葶苈丸下水，当时如小差，食饮过度，肿复如前，胸胁苦痛，象若奔豚，其水扬溢，则浮咳喘逆。当先攻击冲气，令止，乃治咳；咳止，其喘自差。先治新病，病当在后。"（《金匮要略·水气病脉面目身体四肢肿，小便不利，病人反不言水，反而有胸中痛，气上冲咽，状如炙肉的感觉，皆寒水搏结上冲之症，脉象沉而紧，沉为水，紧为寒，又为寒水搏结之脉。此时若以十枣汤等，大下其水，则更虚其气，水必不除，若认为胸中寒饮，而妄施吐法，不仅冲气不减，反而益虚其胃，因而产生咽燥欲饮等证。更由于阳虚不化而见小便不利，水谷不化，面目手足浮肿，再与葶苈丸下其水，水虽暂时小去，但脾胃之虚损未复，一有饮食过度，则肿复如前。若水气上攻于肺，则出现咳喘诸证。治疗方法，应该先治冲气，冲气止乃治咳，咳止喘自愈，然后再治疗水肿本病。

"膈间支饮，其人喘满，心下痞坚，面色黧黑，其脉沉紧，得之数十日，医吐下之不愈，木防己汤主之。虚者即愈，实者三日复发，复与不愈者，宜木防己汤去石膏，加茯苓芒硝汤主之。"（《金匮要略·痰饮咳嗽病脉并治·二四》）

喘满，心下痞坚，面色黧黑，脉象沉紧，乃支饮凝结的重症。宜木防己汤散结清热利饮法治疗，如饮邪偏于虚的即愈。如偏于实的，则于原方中去石膏，加入茯苓、芒硝以荡涤之。

【按】以上三节脉皆沉紧，苓桂术甘汤证，为吐下后，损伤脾胃，土不制水，水邪搏结，上凌于心之证。第二节"……寸口脉沉而紧，沉为水，紧为寒，沉紧相搏，结在关元……"为寒水相搏之证，宜温寒镇冲。木防己汤证的脉沉紧，为膈间支饮凝结，有心下痞坚，面色黧黑等症。具体情况虽然不同，属于饮邪搏结则一，所以脉象皆呈现沉紧。

"伤寒六七日，结胸热实，脉沉而紧，心下痛，按之石硬者，大陷胸汤主之。"（《伤寒论·辨太阳病脉证并治下·一三五》）

脉沉紧，乃水饮与邪热相互胶结，因而成实的脉象，但必与心下痛，按之石硬，相互印证，则本证的诊断乃可成立，否则单恃脉，或单恃证一方，都不可靠。原文中结胸热实以示与寒实结胸之区别。

【按】结胸证的脉象，本节脉沉紧，和一三四节"浮而动数……医反下之，动数变迟"，一二八节"寸脉浮，关脉沉"都是结胸的脉候。反之"脉浮大者不可下之"说明结胸，必须出现脉沉、紧、迟，为邪实已解，方可议下，但更须结合腹诊，如一三四节"心下因硬，则为结胸"，本节"心下痛按之石硬"，一三七节"从心下至少腹硬满而痛，不可近"，以至一三八节"小结胸正在心下，按之则痛……"，均可看出诊断本证，腹诊尤重于脉诊。

"伤寒五六日，头汗出，微恶寒，手足冷，心下满，口不欲食，大便硬，脉细者，此为阳微结，必有表复有里也。脉沉，亦在里也。汗出，为阳微。假令纯阴结，不得复有外证，悉入在里。此为半在表半在里也。脉虽沉紧，不得为少阴病，所以然者，阴不得有汗，今头汗出，故知非少阴也。可与小柴胡汤。设不了了者，得屎而解。"（《伤寒论·辨太阳病脉证并治下·一五三》）

在一般情况下，脉沉紧，为寒实内结，但纯阴结，就不应该有表证。根据头汗出，微恶寒，心下满，不欲食，大便硬，为邪在半表半里，可与小柴胡汤，和解法治疗，使上焦得通，津液得下，胃气因和即愈。所以本节的脉沉紧，是阳邪郁结，不得认为寒结。于此等处可见症脉结合的灵活性。

【按】本节大便硬与小柴胡汤，不免使人怀疑，不知此大便硬乃阳气郁结，和实热内结之大便硬是不同的。小柴胡汤是和解疏达之剂，仲景自注："上焦得通，津液得下，胃气因和"即是此义。《金匮要略·妇人产后病脉证并治篇》"新产妇人有三病，一者病痓，二者郁冒；三者大便难"，"大便坚，呕不能食，小柴胡汤主之"。用小柴胡汤治疗产后大便难，亦是使其疏达和解，津液自通，意义和本节相同，可以互相勘证。

【病案举例】

倪某，女，44 岁，1983 年 4 月 24 日初诊。素有便秘病，自述罹于产后，常 7～8 日不便，脘闷纳呆。凡润肠通便之药，如搜风顺气丸、麻子仁丸等，用之当时有效，后则便秘如故，面色缘缘正赤，体消瘦，舌白腻，脉象沉而有紧象。因思此属三焦气化拂郁，津液不能敷布之证。《金匮要略·妇人产后病脉证治》："大便坚，呕不能食，小柴胡汤主之"。随拟方柴胡 15 克，黄芩 15 克，红参 15 克，半夏 15 克，生姜 15 克，大枣 3 枚，麻仁 20 克，当归 15 克。

5 月 5 日复诊：服药 7 剂，大便日 1 次，食纳增，胃脘稍不适。继以前方调治而愈。1 年余，追踪观察，仍保持大便日 1 次。

"本太阳病不解，转入少阳者，胁下鞕满，干呕不能食，往来寒热，尚未吐下，脉沉紧者，与小柴胡汤。"（《伤寒论·辨少阳病脉证并治·二六六》）

脉沉紧和前节意义相同，也是阳气郁结的现象，用小柴胡汤和解疏达，使阳气通。津液下，则诸证自愈了。

沉迟脉

"发汗后，身疼痛，脉沉迟者，桂枝加芍药生姜各一两，人参三两新加汤主之。"（《伤寒论·辨太阳病脉证并治中·六二》）

本节脉沉迟，是营血不足，与五节 "脉浮紧者，法当身疼痛，宜以汗解之，假令尺中迟者，不可发汗……以营气不足，血少故也"的尺中迟营血衰少，病机相同。因发汗后，津液耗伤，营血不足，不能濡养筋脉，而使身痛。所以用本方和营卫，补气血治疗。与伤寒的身痛、脉浮紧，由于风寒外束，一虚一实，形成鲜明对比。

"下利脉沉而迟，其人面少赤，身有微热，下利清谷者，必郁冒汗出而解，病人必微厥，所以然者，其面戴阳，下虚故也。"（《伤寒论·辨厥阴病脉证并治·三六六》）

下利清谷，脉沉迟，是少阴虚寒证，面少赤，身微热，其面戴阳，是阴寒格阳于上和于外的假热现象。在辨证上要抓住下利清谷、脉沉迟的疾病本质，一切假热的现象，自然就容易辨识了。例如真正热盛的面赤身热，即使下利，必然黏秽，脉象亦多见沉滑，沉数等。亦有一种实热闭郁于内，阳气受遏，热深厥深，脉见沉迟，如阳明腑证，实热内结，气化受阻，脉亦见迟。张锡纯谓："此种脉迟，非迟缓之象，竟若蓄极而通，有迟而突出之象"。因此与虚寒的迟脉，当于有力和无力上鉴别。可以参阅迟脉条。

"伤寒六七日，大下后，寸脉沉而迟，手足厥逆，下部脉不至，咽喉不利，唾脓血，泄利不止者，为难治，麻黄升麻汤主之。"（《伤寒论·辨厥阴病脉证并治·三五七》）

本病为阴阳错杂，寒热乖逆的证候，寸脉沉迟和下部脉不至，都是由于大下后，阴气虚阳气内陷的阳郁所致。由于下后阴阳两伤，阳气并于上，阴液奔于下，所以上有咽喉不利，吐脓血的热实证，下有下利不止的虚寒证。

"寸口脉沉而迟，沉则为水，迟则为寒，寒水相搏，趺阳脉伏，水谷不化，脾气衰则鹜溏，胃气衰则身肿。少阳脉卑，少阴脉细，男子则小便不利，女子则经水不通；经为血，血不利则为水，名曰血分。"（《金匮要略·水气病脉证并治·一九》）

本节的脉沉迟，是寒与水相搏，阳气受遏所致。和正水其脉沉迟，外证自喘，同一机制。水气泛滥，阳气受遏所形成的水肿，与前三节沉迟脉主病皆不相同。《伤寒论》三六六节沉迟脉，是阴寒盛极，格阳于上，戴阳证的脉，无痰水积聚。本节虽然也是阳气不足，但是寒水相搏，阳为水邪壅郁，因此就不能与纯属虚寒者同日而语了。

沉微脉

"下之后，复发汗，昼日烦躁不得眠，夜而安静，不呕不渴无表证，脉沉微，身无大热者，干姜附子汤主之。"（《伤寒论·辨太阳病脉证并治中·六一》）

此节乃经过汗下后，阳气伤亡之证。昼日烦躁不得眠，乃虚阳外越假象。不呕不渴无表证，说明不是属于热证。脉见沉微乃阴衰阳盛之证。脉症合参，知属阴盛格阳之证。

【按】迟脉主阴盛阳衰之证，但阳气内郁，邪热内结，或寒水积聚，亦多见迟脉。微脉则不然，只有在阳气衰微时出现，从无实证，而见脉微者。喻嘉言曰："在伤寒症，唯少阴有微脉，他经则无，其太阳膀胱，为少阴之腑，才见脉微恶寒，仲景早从少阴施治，而用附子干姜矣。"因此本节的脉沉微，实为阳气衰微之确切依据。烦躁不眠乃由虚阳外扰所致。与热证之烦躁有严格的区别。

"青龙汤下已，多唾口燥，寸脉沉，尺脉微，手足厥逆，气从少腹上冲咽喉，手足痹，其面翕热如醉状，因复下流阴股，小便难，时复冒者，与茯苓桂枝五味甘草汤。"（《金匮要略·痰饮咳嗽病脉证并治》）

本节寸脉沉，尺脉微，乃下焦阳气不足的现象，由于小青龙汤是辛散之剂，服后易动其下焦阳气，所以有气从少腹上冲胸咽，苓桂五味甘草汤，有敛抑摄纳的作用，所以服药后则冲气即平。

【按】本节的脉沉微，乃阴阳俱不足之候，历来脉学家认为，微脉皆由阴阳不足所致。"病痰饮者，当以温药和之"，是痰饮病无有不阳虚者，但是由于阴阳互根的道理，阳虚日久，又无有不损及阴液者，所以痰饮病人一般日久必有阴虚见证。本节"青龙汤下已，……多唾口燥……气从少腹上冲……面翕热如醉状……"。为下元阴虚阳气浮越的表现，青龙汤是辛热之药，所以服后易动其下元阳气。苓桂五味甘草汤中茯苓、桂枝扶阳折饮、五味、甘草酸甘敛阴化液，相互配伍，平逆折饮，敛阴化液，所以能使逆上之冲气平复。

观仲景治痰饮诸方，虽然有阴虚证，绝不用滋阴之药，因为滋阴则碍阳而助饮，是饮病之所忌，而用酸甘化阴之药，和辛热药相配伍，不使其耗伤阴液，如小青龙汤方中芍药、五味子酸敛药与麻黄、干姜、桂枝、细辛、半夏等辛燥药同用一方中，即是此意。

沉滑脉

"太阳病下之……脉沉滑者，协热利……"（《伤寒论·辨太阳病脉证并治下·一四〇》）

太阳病，误下之，邪热内陷，脉见沉滑，必协热下利。《厥阴篇》："下利脉沉弦者下重"，也是热利，下利脉见沉滑、沉弦，固然是辨证为热利不可缺少的一环，但也必须结合下利粪便的黏秽和小便赤，舌苔黏腻等，共同参证，才比较全面。《金匮要略·呕吐哕下利篇》：有"……下利，脉反沉滑者，当有所去，下乃愈，宜大承气汤"。是宿食停滞作利，舌苔必黏秽，辨证必须注意四诊的统一性，不可徒恃脉的一个方面。

"寸口脉沉滑者，中有水气，面目肿大，有热，名曰风水。视其人目窠上微拥，如蚕新卧起状，其颈脉动，时时咳，按其手

足上，陷而不起者，风水。"（《金匮要略·水气病脉证并治·三》)

此节为风邪挟水气上壅之症，故曰风水。一般风水脉皆浮，独此脉见沉滑，并不主里，乃常中之变。

"问曰：'寸脉沉大而滑，沉则为实，滑则为气，实气相搏，血气入脏即死，入腑即愈，此为卒厥，何谓也?'师曰：'唇口青，身冷，为入脏即死；如身和，汗自出，为入腑即愈'。"（《金匮要略·脏腑经络先后病脉证·二》)

入脏即死，入腑即愈，颇似西医学中的脑血管意外病的转归情况。临床证明，脑溢血一类疾病，脉象多见沉、弦、滑、大。张石顽谓为气实血壅之脉，对实脉的解释，曰："邪气盛则实，非正气充也"。因此实气相搏，乃邪气壅实，不是气血有余。

【按】张锡纯引证《素问·调经论》"……血之与气，并走于上，则为大厥，厥则暴死，气复返则生，不返则死"和此节相似。张氏自拟有建瓴汤一方治疗此症，提出此症之脉，必弦硬而长，或寸盛尺虚，或大于常脉数倍，而毫无和缓之象。笔者在临床中遇到晚期高血压病人，多见此类脉，属于弦无胃气，一般皆预后不良。

"伤寒差以后，更发热，小柴胡汤主之，脉浮者，以汗解之，脉沉实者，以下解之。"（《伤寒论·辨阴阳易差后劳复病脉证并治·三九四》)

伤寒新愈不久，出现发热，如脉沉实者，属宿食停滞，故可下之，但属表属里，必须结合证候，脉症结合，方不致误。

沉弦脉

"下利脉沉弦者，下重；脉大者，为未止；脉微弱数者，为欲自止。虽发热不死。"（《金匮要略·呕吐哕下利病脉证治·二

五》）

弦为肝脉，肝木郁遏，侮其所胜，土受木克，故下利后重。

【按】唐容川说："《内经》'诸呕吐酸，暴注下迫，皆属于热'，下迫与吐酸同言，则知其属于肝热也。仲景与下利后重，便脓血者，亦详于《厥阴篇》中，皆以痢属肝经也。盖痢多发于秋，乃肺金不清，肝木郁遏。肝主疏泄，其疏泄之力太过，则暴注里急，有不能待之势……"因此可以理解，下利脉弦后重，乃是肝木气亢，疏泄太过之故。此节应与"热利下重，白头翁汤主之"互参，其意则更明。脉大者，邪气方盛，故未止，脉微弱数者，为邪气已减，故欲自止。正衰邪胜则病进，正胜邪衰则病愈。邪正消长的情况，可以从脉象上体现出来。

"脉沉而弦者，悬饮内痛。"（《金匮要略·痰饮咳嗽病脉证并治·二一》）

本节为饮邪凝聚潴留，故脉见沉弦。李士材谓："弦为肝风，主痛，主疟，主痰，主饮……"由饮发生痛证，所以出现沉弦脉。

赵以德曰："脉沉者在里也，凡弦者为痛，为饮，为癖。悬饮结积，在内作痛，故脉见沉弦也。"

【按】沉弦之所以主悬饮内痛，乃饮邪积结，与痰饮之由于脾虚不运停饮者不同。所以用十枣汤攻逐法与苓桂术甘汤温运法则大有区别。于此等处更应细心体会。庶可以理解悬饮、痰饮治法的不同焦点。

沉弦既是饮邪积结，必重按有力。有一种沉弦中兼细弱的脉象，则属阴寒之证，不可不知。本节当与"饮水流行、归于胁下。咳唾引痛，为之悬饮"合观，一症一脉，方为全面。

"酒黄疸者，或无热，靖言了了，腹满欲吐鼻燥；其脉浮者，先吐之，沉弦者，先下之。"（《金匮要略·黄疸病脉证并治·

五》）

酒疸腹满，为湿热蕴蓄的外候，如"欲吐脉浮"乃湿热有上行的趋势，可以先用吐法以驱邪外出；倘脉沉弦，无脉浮欲吐，则为湿热有下行趋势，可以先用下法以驱邪。

【按】用脉的浮或沉弦，判断邪的上行或下趋，因而采用或吐，或下的治疗方针，亦是因势利导的意思。可见辨证中对病位，如在表、在里、在上、在下等的辨别是非常重要的。

"病人面无血色，无寒热。脉沉弦者，衄。浮弱，手按之绝者，下血；烦咳者，必吐血。"（《金匮要略·惊悸吐衄下血胸满瘀血病脉证治·五》）

面无血色，脉沉弦，衄血，为久病血虚，复有出血的虚劳症，无寒热既非伏邪，又无新感可知。注家谓脉沉候肾，脉弦候肝，由于肾虚不能涵养肝木，血随肝阳燔逆，所以衄血。

【按】肾精虚损，肝阳亢逆，所见的沉弦脉，多为肝脏真脏之脉，沉弦大，按之则豁然中空，《内经》谓："如循刀刃责责然"，绝无柔和之象，笔者在临床诊疗一些尿毒症及再生障碍性贫血、晚期高血压病，往往见此类脉，同时也有出血现象，多属难治之症。（参阅"浮弱脉"一节内容）

沉细脉

"太阳病，发热，脉沉而细者，名曰痉，为难治。"（《金匮要略·痉湿暍病脉证治·三》）

痉的外证，为颈项强直，初起与伤寒太阳病相似，脉见浮紧，无汗为刚痉，可用葛根汤发汗治疗。如自汗脉浮缓为柔痉，宜桂枝加葛根汤治疗。本节脉见沉细，气血大衰，如滑伯仁曰："细者盖血冷气衰，不足以充故也。"因此，太阳病发热，见到此脉，为正气虚衰，无以御邪，故曰难治。

【按】伤寒发汗过多及《金匮要略》产后的痉病，都是阴液耗伤，不能濡养筋脉，因而成痉，与外感风寒湿盘踞经脉的痉病，有根本不同的。

"太阳病，关节疼痛而烦，脉沉细者，此名湿痹。湿痹之候，小便不利，大便反快，但当利其小便。"（《金匮要略·痉湿暍病脉证治·一四》）

张石顽说："胃虚少食，冷涩泛逆，便泄腹痛，湿痹脚软，自汗失精，皆有细脉。"由此看来，关节疼痛，脉见沉细，为"湿邪闭阻"。同时描述了湿痹的症状，小便不利，大便反快，以揭示与风、寒痹的区别。

【按】前条脉沉细，为气血损伤，本条脉沉细，为湿邪闭阻，两者都是和症状结合起来，具体分析得出来的诊断。痉病由于脉浮紧和沉细的不同，所以对病机、治疗、预后皆有所差异。痹证由于脉浮紧和沉细不一致，对辨证风、寒、湿也自有别。所以论脉不能离开证，论证不能离开脉，这是仲景凭脉辨证的唯一准则。

沉弱脉

"寸口脉沉而弱，沉即主骨，弱即主筋，沉即为肾，弱即为肝。汗出入水中，如水伤心，历节黄汗出，故曰历节。"（《金匮要略·中风历节病脉证并治·四》）

脉沉弱，由于肝肾虚弱所致。肝主筋，肾主骨，血气衰弱，外为风湿侵袭，血气滞涩，关节无以滋养，正邪相搏，因之历节疼痛。

【按】"趺阳脉浮而滑，滑则谷气实，浮则汗自出"是内湿召风。"少阴脉浮而弱，弱则血不足，浮则为风，风血相搏，即疼痛如掣"是血虚召风。本节脉沉弱，是肝肾素虚，风湿侵袭，三者都是从脉象上鉴别。特别是浮弱和沉弱，一个是风袭，一个是湿侵。因为风邪和湿邪的性质有异，风性鼓荡，湿性濡滞，脉象的浮沉就不一致。此等处如不细心体察，便容易忽略。

沉迟小紧数脉

"胸痹之为病，喘息咳唾，胸背痛，短气，寸口脉沉而迟，关上小紧数，瓜蒌薤白白酒汤主之。"（《金匮要略·胸痹心痛短气病脉证治·三》）

寸口脉沉迟，关上小有紧数，其中迟和数有矛盾，迟则具迟，数则具数，一条脉管断无寸迟尺数之理。南京中医学院编著的《金匮要略译释》认为，"迟、数是脉的动态，不是脉的快慢，因为上焦阳微，所以寸口脉表现疲弱不前，因痰涩壅结，阳气不舒，所以关上脉表现躁动不静"，这样的解释，较为贴切。笔者认为，寸口脉沉迟，关上小紧数，乃上焦阳虚，阴寒凝聚，痰浊之中挟有邪热，故脉于沉迟中带有紧促的动态，因病机寒热错综，故脉亦错综，临床上遇此症较多，关上脉多有短促之象，乃痰浊凝聚之候。

瓜蒌薤白汤中，瓜蒌实滑润利痰热，薤白及酒通阳驱寒，亦是治寒邪与痰热相结之方。

弦　脉

"太阳病下之……脉弦者，必两胁拘急……"（《伤寒论·辨太阳病脉证并治下·一四〇》）

弦为少阳之脉，两胁拘急是少阳经主要证候之一。伤寒下后，见此脉证，为邪入少阳经，当从少阳施治。正如《伤寒论》所说："但见一症便是，不必悉具。"

【按】从经络关系上看，少阳经脉循行，属肝络胆，散布于胁肋，所以邪入其经，便有脉弦和两胁拘急等症。

"太阳与少阳并病，头项强痛，或眩冒，时如结胸，心下痞硬者，当刺大椎第一间、肺俞、肝俞，慎不可发汗，发汗则谵语，脉弦，五日谵语不止，当刺期门。"（《伤寒论·辨太阳病脉证并治下·一四二》）

本节总的精神，是说明太阳与少阳并病，宜用针刺，不可误用汗法。其中值得注意的是谵语与脉弦并举，乃少阳风火炽盛，侵犯"神明"所致。与阳明经谵语，脉洪大，阳明腑证脉沉实者，皆不相同，下面列表说明：

谵语分型	脉象	见症	主方
阳明经证谵语	脉洪大	面赤垢，口不仁，汗出口渴，心烦	白虎汤
阳明腑证谵语	沉实或沉迟	腹满硬痛，大便秘结	大承气汤
少阳变证谵语	脉 弦	口苦咽干，胸满胁痛	刺期门

【按】在临证中，曾遇到一些肝风内动证，脉象多弦，病人出现神昏谵语的症状，病机属于木火升腾，用平肝熄风清热之剂，每获疗效。《素问·刺热篇》谓"肝热病者，小便先黄，腹痛多卧、身热。热争则狂言及惊，胁满痛，手足躁，不得安卧，……"，与此节相近。

"伤寒若吐若下后不解，不大便五六日，上至十余日，日晡所发潮热，不恶寒，……若剧者，发则不识人，循衣摸床，惕而不安，微喘直视，脉弦者生，涩者死，微者，但发热，谵语者，大承气汤主之。若一服利，则止后服。"（《伤寒论·辨阳明病脉证并治·二一二》）

本节为阳明腑证，正衰邪盛，已至危重关头，从脉象观察病之转归，决定预后，确有实际意义。此时阴液之竭绝与否，决定着生死之关键。如见弦脉，说明正气尚存，阴液未至消亡，犹有挽回余地，故曰弦脉者生，若见涩脉，是营阴竭绝，正气已亡，无法挽救，故曰脉涩者死。此时脉之一弦一涩为本病挽回与否之机转。如果无如此严重的神志症状，只有轻微的发热及谵语，仅是阳明腑实，无阴液竭绝的危候，故可以用大承气汤下之。

【按】观察阴液的存亡，脉诊固然重要，而舌诊亦尤重要。当仲景所处的年代，因舌诊尚未被广泛应用，所以在《伤寒论》、《金匮要略》中，关于舌诊之记载甚少。在诊候津液存亡，脉舌合参，则更为全面，至于验舌方法，宜参阅温病叶、吴诸书。

"寸口脉弦者，即胁下拘急而痛，其人啬啬恶寒也。"（《金匮要略·腹满寒疝宿食病脉证治·五》）

弦为肝脉，胁下是肝的部位，肝中寒邪，故胁下拘急而痛，有啬啬恶寒的感觉。

【按】寸口脉弦，胁下拘急而痛和啬啬恶寒，为寒邪在表，涉及少阳经，宜柴胡桂枝汤治之。

"趺阳脉微弦，法当腹满，不满者必便难，两胠疼痛，此虚寒从下上也，当以温药服之。"（《金匮要略·腹满寒疝宿食病脉证治·一》）

趺阳脉微，是脾胃虚寒，脉弦，是肝木乘土，合之为中土虚寒，肝木之气乘土，所以法当腹满。如不腹满而见两胠疼痛便难，则是寒邪与肝气上逆所致。肝主疏泄，肝气上逆，疏泄失职，故大便难。

【按】前节脉弦两胁拘急，是肝脏本身自病，本节脉弦是肝木侮土，传其所胜，肝脾同病。虽同是弦脉，一个是肝经自病，只见肝证，而无脾证。一个是肝脾同病。则见两经症状。

【又按】叶天士《临证指南》木乘土医案中，皆记载弦脉，于本节有所发挥，可以参阅。

"其脉数而紧，乃弦，状如弓弦，按之不移。脉数弦者，当下其寒……"（《金匮要略，腹满寒疝宿食病脉证治·二〇》）

数而紧是邪气凝聚，乃言寒邪结聚而成弦。按之不移，形成弦实有力之象，因之可用温下法，以下其寒。

【按】本节弦实与前节微而弦所主病机又不同，可见必须注意兼见脉象，再结合症状，始能窥病机之真象。

"师曰：疟脉自弦，弦数者多热，弦迟者多寒。弦小紧者下之差，弦迟者可温之，弦紧者，可发汗针灸也，浮大者可吐之，弦数者风发也，以饮食消息止之。"（《金匮要略·疟病脉证并治·一》）

疟疾为邪在少阳，弦为少阳主脉，故曰疟脉自弦。但是由于偏寒、偏热的不同，脉象亦因之有弦迟、弦数的各异。详见各节，这里不拟赘述。

【按】少阳的部位，为半表半里，"邪气随经络沉以内薄，卫气应乃作"。由于正气与邪气相争，故寒热往来，发作有时，脉现弦象，这便是弦脉主寒热疟脉的机制。

"夫病人饮水多，必暴喘满。凡食少饮多，水停心下。甚者则悸，微者短气。脉双弦者寒也。皆大下后喜虚。脉偏弦者饮也"。（《金匮要略·痰饮咳嗽病脉证治·一二》）

脉双弦即两手脉象皆弦，是虚寒的现象，脉偏弦指一侧手脉弦，是痰饮病的脉象。主虚寒的脉弦可与"趺阳脉微弦，法当腹满……"和"寸口脉弦者，即胁下拘急……"二条合看。主痰饮的脉弦，可与下一节"咳家其脉弦为有水……"合看。但是诊察虚寒和痰饮，不能光凭脉的偏弦双弦决定，必须和证结合，何况根据临床上观察，偏弦、双弦，也不见得那么准确。学习仲景的辨证施治，宜前后连贯，不能断章取义。

"咳家其脉弦，为有水，十枣汤主之。"（《金匮要略·痰饮咳嗽病脉证并治·三二》）

本节的脉弦为水饮内停所致。当与"脉沉而弦者，悬饮内痛"等条综合参考，其理愈明。

【按】本节脉弦与《腹满寒疝宿食篇》："其脉数而紧乃弦，状如弓弦，按之不移，脉数弦者，当下其寒……"合观。彼是寒结，故当温下其寒，此是水结，故宜逐水，二者都属于"实"的范围，故皆可下，和弦属虚寒，宜温者，则大有区别。

"……脉弦者，虚也，胃气无余，朝食暮吐，变为胃反。寒在于上，医反下之，令脉反弦，故名曰虚"。(《金匮要略·呕吐哕下利病脉证并治·三》)

本节的脉弦为脾胃虚寒，肝木乘土之候。张石顽说"……历诊诸病，属邪盛而见弦者，十常二三，属正虚而见弦者，十常六七，如腹痛、鼓胀、胃反、胸痹、癥瘕、蓄血、中暍、伤风、霍乱、滞下、中气郁结、寒热痞满等病，皆有弦脉。总由中气无权，土败木贼所致"。寒在于上，更用寒药攻下，损其胃阳，以致不能消化，成为胃反，所以认为是胃气无余，土败木衰之证。

【按】潘邓林说，"饮食入胃，若阳运之力薄，则谷食停留而成饮证，弦为阴脉，敛束急直，无抑扬鼓动之势，正阳运之不及也。"因此，凡主饮、寒、虚之弦脉，举之虽有端直之象，按之则无，即潘氏所谓无抑扬鼓动之势。总是属于阳虚的缘故。

【又按】笔者治疗反胃证甚多，凡脉弦者，责其肝木乘土，胃气上逆，以疏木培土降逆，每获良效。曾治疗一例胃扭转，病人先吐食后吐血，脉象弦而有力，仿《医学衷中参西录》冲气上冲治法，以代赭石、党参、龙骨、牡蛎等药治疗吐食及血皆愈。获效显著，以后经针灸治疗而瘥。

"下利脉反弦，发热身汗者，自愈。"(《金匮要略·呕吐哕下利病脉证治·三〇》)

下利，脉弦，微有热，自汗，为阳气复，营卫和的现象，所以自愈。但这只限于寒性下利，如果热性下利见到脉弦，则是热利下重病方未已的表现，又不能认为自愈了。

"如人怀娠六七月，脉弦发热，其胎愈胀，腹痛恶寒者，少腹如扇，所以然者，子脏开故也，当以附子汤温其脏。"（《金匮要略·妇人妊娠病脉证并治·三》）

脉弦为虚寒，虚阳浮越于外，故发热，阴寒逆结则腹痛恶寒，胎胀，少腹阵阵作冷，如被扇之状，用附子汤以温阳散寒，佐以参术以固气安胎治疗。

【按】滑寿认为，"弦脉为寒凝气结，主痛"与本节腹痛而见弦脉，属于寒气凝结者相同，此是一类。此外还有肝木侮土，腹痛而见弦脉者，临床上所见甚多。笔者治疗胃脘痛（胃、十二指肠溃疡，胃神经官能症，胃炎等），凡脉见弦者，皆按肝木侮土的病机治疗，颇为有效。此又为一类，故对弦脉主痛，当从两方面理解。

弦细脉

"伤寒，脉弦细，头痛发热者，属少阳。少阳不可发汗，发汗则谵语，此属胃，胃和则愈，胃不和，烦而悸。"（《伤寒论·辨少阳病脉证并治·二六五》）

头痛发热，属太阳经，脉必浮；属阳明经，脉必大；属少阳经，则脉弦细。尤要注意痛的部位，太阳痛在后，阳明痛在前，少阳痛在两侧，同时再结合三阳经的症状，自然容易鉴别。

【按】临证上，高血压病及神经官能症，脉多见弦象。《临床指南医案》谓为肝阳上燔，水不涵木之症。治疗以滋阴柔肝潜阳法，症状可获轻减，血压也能下降，兹举叶氏医案一则，供参考。

【病案举例】

"吴某某，脉弦小数，形体日瘦，口、舌糜碎，肩背掣痛，肢节麻木，肤腠瘙痒，目眩晕耳鸣，已有数年。此属操持积劳，阳升，内风旋动，烁筋损液。古谓壮火食气，皆阳气之化。先拟清血分中热，继当养血熄其内风。安静勿劳，不致痿厥。"

此案类似高血压病，其中脉弦，肢节麻木，皮肤蚁走感，目眩耳鸣，皆为高血压具有的证候，病机认为肝阳化风内动，治法宜滋液熄风，举出此类证候的脉弦，为仲景所无，亦当注意。

弦迟脉

"少阴病，饮食入口即吐，心中温温欲吐，复不能吐，始得之，手足寒，脉弦迟者，此胸中实，不可下也，当吐之。若膈上有寒饮，干呕者，不可吐也，当温之，宜四逆汤。"（《伤寒论·辨少阴病脉证并治·三二四》）

脉弦迟，是痰浊阻遏，胸阳不布，故有手足寒等现象。此弦迟是"实"，不是虚，和下节弦迟属虚寒者不同。

《伤寒论·厥阴篇·三五五》："病人手足厥冷，脉乍紧者，邪结在胸中，心中满而烦，饥不能食者，病在胸中，当须吐之，宜瓜蒂散"和本节皆是由于胸中为实邪阻遏，阳气不布，因而手足厥冷。彼则脉乍紧，此则脉弦迟，但是二者皆由实邪壅遏而来，所以脉弦迟亦必于有力中带有紧促之象。与弦细或迟而无力者，绝不相同，当于指下细心体会，自然能得其要领。

"师曰：疟脉自弦……弦迟者多寒……弦迟者可温之。"（《金匮要略·疟病脉证并治·一》）

弦迟者，为寒邪偏重，所以当用温药治之。

【按】临床经验治此类症，温药非温补，乃辛开之药，如：柴胡桂姜汤，柴胡达原饮等方，皆有卓效。

"疟脉自弦……弦紧者可发汗针灸也……"（《金匮要略·疟病脉证并治·一》）

疟脉之偏于弦紧者，为寒邪外束，可以发汗和针灸以驱散其寒邪。

【按】仲景只提出脉弦紧者，可发汗针灸。注家根据紧脉及可发汗，认为是风寒外束。

俞根初《通俗伤寒论》，有风寒疟，其脉左弦紧，右浮滑，症状初起恶寒无汗，头痛身痛，继即邪传少阳，寒已化热，热已无汗，寒长热短，确有定候，胸胁痞满，呕吐黄涎，舌苔白多黄少等，与此证颇符，可作参考。

"腹痛，脉弦而紧，弦则卫气不行，即恶寒，紧则不欲食，邪正相搏，即为寒疝。寒疝绕脐痛苦，发则白汗出，手足厥冷，其脉沉紧者，大乌头煎主之。"（《金匮要略·腹满寒疝宿食病脉证治·一七》）

脉弦紧，腹痛恶寒，是由于寒邪与正气相搏为病，弦和紧都属于阴寒凝结所致，为寒疝应有的脉证。

张三锡曰："左三部弦紧疝瘕疼，右脉弦紧而滑，积滞、腹痛。"

【按】张氏论弦紧所主的疾病，与临床所见，颇相符合，于本条有所发挥。

弦数脉

"师曰：疟脉自弦，弦数者多热……"（《金匮要略·疟病脉证并治·一》）

疟病之偏于热盛者，则脉见弦数。俞根初《通俗伤寒论》记载之暑疟，脉多见弦数，或弦洪。初起寒轻热重，口渴引饮，心烦自汗，面垢齿燥，便闭溺热，或泻不爽，舌苔黄而糙涩，甚或深黄而腻，或起芒刺。治法先与蒿芩清胆汤清其暑，暑热化燥者，则用柴胡白虎汤清其燥。与此节类似，可补充《金匮要略》之不备。

【按】以上疟症是弦数有力者，如弦数无力，则又属阴虚，又当于滋阴中求之。《王孟英医案》有治疟症属于阴虚者，可以参阅。

"脉弦数，有寒饮，冬夏难治。"（《金匮要略·痰饮咳嗽病脉证并治·二○》）

寒饮，脉应见弦迟，反见弦数，是脉症相反，故曰难治。

临证上，痰饮病（包括肺气肿、支气管哮喘），凡见弦数脉者，预后多不良。考其原因，用温热药治饮，则助热，病人服药后，往往咳嗽加剧，痰不易出，用寒凉药治热，则不利于饮，容易引起腹胀腹泄等，反使病情加剧，最后终致不起。

【按】此节可与"久咳数岁，其脉弱者可治，实大数者死"相互参考，其理愈明。

弦浮大脉

"阳明中风，脉弦浮大，而短气，腹都满，胁下及心痛，久按之气不通，鼻干不得汗，嗜卧，一身及目悉黄，小便难，有潮热，时时哕，耳前后肿，刺之小差，外不解，病过十日，脉续浮者，与小柴胡汤。"（《伤寒论·辨阳明病脉证并治·二三一》）

伤寒弦、浮、大三脉兼见，是少阳、太阳、阳明合病的脉（少阳脉弦、阳明脉大、太阳脉浮），潮热，腹满，短气，鼻干，身面悉黄，是阳明实热内结之证。胁下痛，耳前后肿，又为邪热在少阳经之证。脉浮不得汗，又为太阳表气闭塞所致。脉症合参，知为三阳合病。

弦细芤迟脉

"太阳中暍，发热恶寒，身重而疼痛，其脉弦细芤迟。小便已，洒洒然毛耸，手足逆冷，小有劳，身即热，口开，前板齿燥。若发其汗，则恶寒甚，加温针，则发热甚，数下之，则淋

甚。"(《金匮要略·痉湿暍病脉证治·二五》)

中暑病,暑伤气,故阳虚,《内经》有"气虚身热得之伤暑"之记载,暑病多汗,则阴亦虚。所以脉或见弦细,或见芤迟,皆是阴阳两虚的表现。

【按】伤寒和伤暑的鉴别,伤寒脉浮紧无汗,伤暑脉虚自汗,伤寒为寒邪外来,肌腠郁遏,伤暑为暑伤气虚,肌腠疏泄,故伤寒多实,伤暑多虚,所以《内经》说:"身寒脉盛得之伤寒,身热脉衰得之伤暑",此为二者主要的不同点。

数 脉

"病人脉数,数为热,当消谷引食,而反吐者,此以发汗,令阳气微,膈气虚,脉乃数也。数为客热,不能消谷,以胃中虚冷,故吐也。"(《伤寒论·辨太阳病脉证并治中·一二二》)

脉数为热,胃热当消谷引食,今无此症而反吐,则因发汗后阳气衰微,胃中虚冷所致。寒脉应迟,今反数,乃寒气格拒,虚阳外越之故,必数而无力,不似热症的数而有力。

【按】辨别胃寒胃热,不能单凭脉,舌苔、二便尤为重要,特别是舌诊更为重要。一般舌滑润者多寒,舌燥少津者质赤多热,四诊结合,自然容易鉴别。文内提出脉数为热,当消谷引食,而反吐,"一当一反",说明了仲景以脉测证,以证测脉,两者相互印证的精神,必须通过精心地分析,才能辨出其病机的实质。

"趺阳脉数,胃中有热,即消谷引食,大便必坚,小便即数。"(《金匮要略·消渴小便不利淋病脉证并治·八》)

趺阳脉数,乃胃中有热,胃热则消谷引食,即后世所说的多食易饥的中消证。由于胃热液干则大便坚,水分不润于肠,偏渗膀胱,故小便数。

【按】华岫云说:"脾属阴主乎血,胃属阳主乎气,胃易燥,全赖脾阴以和之，脾易湿，必赖胃阳以运之，故一阴一阳，互相表里，合冲和之德，而为后天生化之源也。若脾阴一虚，则胃家游溢之精气，全输于脾，不能稽留津液以自润，则胃过于燥而有火矣。故欲得食而自资……"观此，则胃热消谷之道理，可以了然于胸。然此胃家燥热则脉无不数者，所以说"趺阳脉数，胃中有热"。

"下利脉数而渴者，今自愈，设不差，必清脓血，以有热故也。"（《伤寒论·辨厥阴病脉证并治·三七七》）

阴寒下利，若见脉数而渴的证脉，则是阳气恢复的征兆。正气复、邪气衰，自然向愈。但是若阳气太过，反而会伤及营血，所以必便血，此即《内经》所谓"亢则害，承乃制"的道理。

【按】本节应该和三六一"下利脉数，有微热汗出，今自愈，设复紧为未解"，三六三"下利寸脉反浮数，尺中自涩者，必清脓血"合参。其义自明。分别见紧脉和涩脉条，这里不拟赘释。

"伤寒一日，太阳受之，脉若静者，为不传，颇欲吐，若躁烦，脉数急者，为传也。"（《伤寒论·辨太阳病脉证并治上·四》）

伤寒一日，脉搏静，不数，为邪势已衰，所以不能传变。如果脉数急，烦躁不安、呕吐，为邪势方盛，则有转变他经的趋势。

【按】本节从脉象上窥测病邪进退传变。在辨证中最有裨益。和"……下利，脉沉弦者，下重，脉洪大者为未止，脉微弱数者，为欲自止……"证虽不同，其理则同。

"诸浮数脉，应当发热，而反洒淅恶寒，若有痛处，当发其痈。"（《金匮要略·疮痈肠痈浸淫病脉证并治·一》）

浮脉主表，数脉主热，故浮数脉应当发热。今浮数脉，反洒淅恶寒，虽似表证，但外感初起的恶寒，无有痛处。今脉浮数，恶寒，再有痛处，可知非外感病，乃属痈证。

【按】痈证的病因，由营血凝滞，卫气不行所致。初起脉数恶寒，仿佛外感，但有痛处，则为外感所无。若稍疏忽，即造成误诊，必于所痛的部位，详细诊察。大凡内痈初起，外候虽无差异，亦必拒按。"……师曰：诸痈肿，欲知有脓无脓，以手掩肿上，热者为有脓，不热者为无脓。"以手掩其局部，有一种发热之感，此乃痈的征兆。如能与西医结合，血化验白细胞增高，则更加可靠。

"肠痈者，少腹肿痞，按之即痛如淋，小便自调，时时发热，自汗出，复恶寒。其脉迟紧者，脓未成，可下之，当有血。脉洪数者，脓已成，不可下也，大黄牡丹汤主之。"（《金匮要略·疮痈肠痈浸淫病脉证并治·四》）

邪气阻遏，营卫壅滞，则脉来迟紧，故知脓尚未成，可以下之，以通其结。荣气已腐，血化为脓，渐成虚证，则脉现洪数，故不可攻下。因此，可知迟紧非寒结，为营血阻遏所致，洪数非热盛，乃脓成之虚象，所以一再戒不可攻下。

【按】本节的洪数与前节的浮数不同。洪数为脓已成血已腐，气血已虚，故不可下，浮数为痈初起，血壅滞尚未成脓，所以可用大黄牡丹汤以夺其壅，虽都是数脉，但却同中有异。

【又按】本节虽言脓已成不可下，但据笔者经验，无论脓已成和未成，大黄牡丹汤皆有卓效。

"问曰：热在上焦者，因咳为肺痿。肺痿之病，从何得之？师曰：或从汗出，或从呕吐，或从消渴，小便利数，或从便难，又被快药下利，重亡津液，故得之。曰：寸口脉数，其人咳，口中反有浊唾涎沫者何？师曰：为肺痿之病。若口中辟辟燥，咳即胸中隐隐痛，脉反滑数，此为肺痈，咳唾脓血。脉数虚者为肺痿，数实者为肺痈。"（《金匮要略·肺痿肺痈咳嗽上气病脉证治·

一》)

肺痿的成因是肺热阴虚，又加之重亡津液，肺为热扰，清肃失职，津液聚而成痰，所以脉虚数，咳唾涎沫。肺痈的成因乃风热壅肺，痰涎脓血凝集，津液不能上布，所以口中辟辟燥，胸中隐隐作痛。因其属实热壅结，故脉来实数，咳唾脓血。

【按】肺痿的成因，是以上焦热为内在因素，加之发汗吐利等重亡津液，因而促使肺热的加剧和阴液的进一步耗伤。但发汗吐利还不是主要因素，单纯的汗利，虽然伤亡津液，绝不会就能形成肺痿，主要还在于上焦热，这两种原因相结合，才是构成本病的条件。

"咳而胸满，振寒脉数，咽干不渴，时出浊唾腥臭，久久吐脓如米粥者，为肺痈，桔梗汤主之。"（《金匮要略·肺痿肺痈咳嗽上气病脉证治·一二》)

咳嗽、胸满、振寒、脉数，都是由于风热壅结，痰涎蓄血交集于肺所致。病在初期，尚未化脓，只有浊痰腥臭，日久则蓄结成脓，所以吐脓痰如米粥了。

【按】中医的肺痈，概括在西医肺化脓症范围内，按经验一般急性肺化脓症，用葶苈大枣泻肺汤、桔梗汤及唐容川"桔梗排脓汤"，皆有良好效果，并且可以治愈。但慢性化脓症经验不多，曾经治疗两例慢性肺脓肿，脉象皆实数有力，有时吐绿色脓痰，经用药后，脓痰消失，临床症状好转，但脉实数不减，病灶亦无改善。过几日又有脓痰，终不能解决。从中医学术观点，肺病日久脉见实数，为火盛刑金，正虚邪实，预后肯定不佳。惜未追踪访问，不知结果。

"病者脉数，无热，微烦，默默但欲卧，汗出，初得之三四日，目赤如鸠眼，七八日，目四眦黑。若能食者，脓已成也，赤小豆当归散主之。"（《金匮要略·百合狐惑阴阳毒病脉证治·一

三》)

脉数，无热，知热不在表，有烦、默默但欲卧，目赤如鸠眼，为热毒蕴蓄于血分。七八日四眦皆黑者，是热瘀血腐，已经成脓了。由于脓局限于下部，未涉及到脏腑，所以饮食如常。

【按】本节脉诊固然很重要，如脉数无热，便要考虑其原因。更重要的是望诊，目赤如斑鸠眼样，因为热蕴于血则皆络赤。到七八天，热瘀血腐则目眦皆黑了。那么从此可以看出脉数和这些现象联系起来分析，可知是疮痈化脓的疾患。

【又按】狐惑病相当于西医学的白塞病。笔者临证观察，确有不少病例两目赤如斑鸠眼样，为肝经血热上注于目所致，一般脉皆见数象。

"肠痈之为病，其身甲错，腹皮急，按之濡，如肿状，腹无积聚，身无热，脉数，此为肠内有痈脓，薏苡附子败酱散主之。"（《金匮要略，疮痈肠痈浸淫病脉证治·三》）

本节是慢性肠内痈脓症。由于慢性痈脓，旷日已久，气血衰惫，所以外不荣于肌肤，因而其身出现甲错。痈脓局限于一处，其他部位无硬结积块，故曰腹无积聚。肠内有脓，肌肤无脓，故皮肤虽拘急，按之则柔软。痈已溃后，脉象亦因之数而无力，乃阳气不足，正不胜邪之故。与痈初起时数而有力阳气充足，正气未伤者迥异。薏苡、败酱草有排脓解毒的作用，附子功在温阳扶正，温通气血，故为治疗本病的有效方剂。

"夫吐血，咳逆上气，其脉数而有热，不得卧者，死。"（《金匮要略·惊悸吐衄下血胸满瘀血病脉证治·六》）

吐血，咳逆上气，身热不得卧，脉数，是阳盛阴烁的现象，阳愈盛则阴愈烁，气迫血行，血不得宁，形成独阳无阴的局面，故不可治。

【按】吐血脉静身凉，则是阴虽亏而阳犹不亢，阴阳还能协调，无热迫则血得潜藏，一般易愈。如脉数身热，则是阴虚阳亢，阴愈虚则阳愈亢，阳愈亢而阴愈虚，血为热迫，不得安谧，必不能止。《金匮要略》治吐血不止用泻心汤，着重在泻热以平阳亢。后世治虚劳吐血用滋阴抑阳法，使阴平阳秘，血得潜藏。二者之目的皆是使阴阳协调，血得安谧，不治血而血自止。本节身热脉数复不能卧，已到了有阳无阴的地步，故不可治。笔者曾治二例大出血病人，一例是溃疡病大出血，脉细小身无热，经过治疗即愈。一例是肝硬化出血，脉弦数，身热不得卧，连续出血不止，中西药无效，不久即死亡。但一般的出血见脉数身热，只能标志阳亢阴亏，病势稍剧而已。经过治疗后，脉数转缓，身热退，阳亢平，血即止的例子亦很多，还不能绝对认为预后不良。

迟数脉

"脉浮紧者，法当身疼痛，宜以汗解之，假令尺中迟者，不可发汗，何以知然？以营气不足，血少故也。"（《伤寒论·辨太阳病脉证并治中·五〇》）

脉浮紧身疼痛是表证，应该发汗解表，但是尺中脉迟，为营血不足，不可径自发汗，必须解表与养营合用，正邪兼顾，方为适合。

【按】此类脉迟属于营血不足，必尺中有涩象，既与迟大主实症者不同，也与迟紧主寒者迥异。

"阳明病，脉迟，汗出多，微恶寒者，表未解也，可发汗，宜桂枝汤。"（《伤寒论·辨阳明病脉证并治·二三四》）

本节是中风表虚证。宜桂枝汤解表即愈。前节尺中迟，乃营气不足，不可发汗，本节脉迟汗出多，反而可发汗，前后似乎矛盾，殊不知，前者不可汗是指不可用麻黄汤发汗，可用桂枝汤解肌调和营卫以发汗。本节虽汗出多，但有恶寒，则是表虚邪不解，用桂枝汤微微得汗，则表邪解，汗自止。因此可以理解，尺中迟，营气不足和脉迟表虚，原无悖谬。

"阳明病，脉迟，食难用饱，饱则微烦头眩，必小便难，此欲作谷瘅，虽下之，腹满如故，所以然者，脉迟故也。"（《伤寒论·辨阳明病脉证并治·一九五》）

脉迟乃寒湿所致，由于寒湿不运，清阳不升，浊阴不降，因而有腹满，食难用饱，饱则心烦头眩，小便难等一系列症状。寒湿不运，渍土日久，则形成谷瘅。因属于寒湿，非湿热内结，故不可下，下之亦腹满，不减如故。

【按】本节以脉迟，标志谷瘅之属于寒湿者。二五九"伤寒发汗已，身目为黄，所以然者，以寒湿在里不解故也，以为不可下也，于寒湿中求之"，和本节相同。但辨别寒湿和湿热，不能凭脉的迟、数作依据。笔者曾经诊治了几十例黄疸病人，绝大多数皆脉迟，有的迟大，但都不是寒湿，而是湿热。由于湿热蕴蓄而脉象出现迟缓，西医则认为是胆血症，由于胆酸作用于迷走神经则脉搏徐缓。因此鉴别寒湿和湿热，仍当从多方面观察，如黄色的鲜明和晦暗，大便的溏与燥，舌苔的滑润和干燥，四肢之热与寒等。全面观察，自然容易辨识，还有属于湿热黄疸的迟脉多迟大有力，和寒、湿的迟脉，迟而无力也不相同，这些方面通过对病人的观察，自然不难体会。

"阳明病脉迟，虽汗出不恶寒者，其身必重，短气，腹满而喘，有潮热者，此外欲解，可攻里也。手足濈然汗出者，此大便已硬也，大承气汤主之。若汗多，微发热恶寒者，外未解也，其热不潮，未可与承气汤；……"（《伤寒论·辨阳明病脉证并治·二〇八》）

太阳表证亦有脉迟汗出，但有恶寒，为与阳明里证不恶寒者鉴别的焦点。身重、短气，腹满、喘，潮热，是里实已经形成，所以可与承气汤下之。若汗出微恶寒，则是表邪未解，其热未潮，又是里热未实，故不可与承气汤。

【按】本节的脉迟是阳明腑实壅结，气血阻滞，脉来必迟大应指有力，正如《脉诀》所说："有力实滞，无力虚寒。"如太阳表虚的脉迟，是迟而无力，乃属营气不足；阳明脉迟食难用饱，则属于寒；肠痈脉迟紧，为脓未成，可下；虽同是迟脉，虚、实、寒、热各不相同。

"妇人中风，发热恶寒，经水适来，得之七八日，热除脉迟，身凉和，胸胁满，如结胸状，谵语者，此为热入血室也，当刺期门，随其实而取之。"（《金匮要略·妇人杂病脉证并治·三》）

脉迟身凉，不同于脉静身凉，何以言之？因表邪趁经行内虚之际而陷入血室，邪热与血郁结，使血行迟滞，故脉迟身凉。此类情况，当发热恶寒之时，脉象必数，待邪陷血室后，脉则由数转迟，发热亦随之消退，继而出现胸胁满、谵语症状，从而不难看出，脉迟是邪与血结之故。

【按】热入血室证临证观察，其病特征：夜间闭目则光怪陆离，奇奇怪怪的现象出现在脑际，白昼则并无异常，如无病之人，即《金匮要略》谓："昼日明了，夜则谵语……"其病机因冲脉为血之海，属肝，上连胸胁，下连胞室。肝藏血，藏魂，邪热内陷血室，郁结于肝，则魂不守舍，故有谵语，治疗以疏畅肝木之瘀，凉血活血之法，俾魂得内藏，则诸症即可霍然。小柴胡汤加丹皮、生地、桃仁，或血府逐瘀汤皆可选用。

一妇人夜间闭目则奇异怪离现象环绕于脑内，不能入睡，其爱人外出，必须有人陪伴，不敢独自在室内，来门诊求治。询其月经情况，月经尚正常，但经行则这种情况加剧，观其舌紫而无苔，切其脉则弦而滑，此热入血室证也。投以血府逐瘀汤，柴胡25克，桃仁20克、余药皆15克，连服3剂，症状大减，但入夜仍有恐惧感，改用小柴胡汤加生地 15 克，丹皮 15 克，龙胆草 10 克，继服 3 剂而愈。

"伤寒脉迟六七日，而反与黄芩汤彻其热，脉迟为寒，今与黄芩汤，复除其热，腹中应冷，当不能食，今反能食，此名除中，必死。"（《伤寒论·辨厥阴病脉证并治·三三三》）

除中者，胃中阳气欲绝，假谷食以自救之症，凡病人在临危前夕，一反其常，有强欲食的现象，即是此证。脉迟乃胃中阳气不支，反与黄芩汤苦寒之剂，以加速阳气之亡，故必死。

【按】临证观察病人死亡前夕，多有突然能食的现象，此即《伤寒论》除中之类。

迟滑脉

"下利脉迟而滑者，实也，利未欲止，急下之，宜大承气汤。"（《金匮要略·呕吐哕下利脉证治·三八》）

脉迟而滑，是有宿食，由于食滞中焦，故下利不止。用大承气汤泻去其实，则下利自止。

【按】迟而滑乃脉大流利重按有力，与虚寒无力的迟脉不同。

迟缓脉

"寸口脉迟而缓，迟则为寒，缓则为虚；营缓则为亡血，卫缓则为中风。邪气中经，则身痒而瘾疹；心气不足，邪气入中，则胸满而短气"。（《金匮要略·中风历节病脉证并治·三》）

迟缓均是虚寒的脉象，但有营卫之分，营行脉中，营缓则亡血，卫行脉外，卫缓则气虚。由于气血不足，风邪趁虚入侵，则身痒出现瘾疹，胸中阳气衰，风邪入中则胸满而短气。

微　脉

"太阳病，发热恶寒，热多寒少，脉微弱者，此无阳也，不

可发汗，宜桂枝二越婢一汤。"（《伤寒论·辨太阳病脉证并治上·二七》）

宜桂枝二越婢一汤句，应接热多寒少句下。注家认为是汉文兜转法。桂枝二越婢一汤方内石膏、桂麻合用，故能治外寒内热，表里不解症。如脉微弱，只有恶寒，无发热症状，则是阳虚的现象，严禁再用发汗之剂，以重亡其阳。

【按】表邪不解则脉浮发热恶寒，阳虚则脉微无热恶寒，可见切脉在辨证上的重要性。

"脉浮数者，法当汗出而愈，若下之，身重心悸者，不可发汗，当自汗出乃解。所以然者，尺中脉微，此里虚，须表里实，津液自和，便自汗出愈。"（《伤寒论·辨太阳病脉证并治中·四九》）

尺脉微和身重心悸，为里虚现象，虽有表邪不解，也不可发汗，如误汗之，则易导致亡阳。必须待正气恢复，津液和，便自然汗出而愈。本节的尺脉微和五节的尺脉迟，意义相同，都是仲景揭示后人里已虚，不可迳自发汗之意。曾遇不少病例，初患感冒，用大量麻桂后，大汗虚脱，不审脉象的虚实，病人体质的强弱，一见感冒则麻桂乱投，转成坏证者，比比皆是。用仲景之方，而不能领会仲景平脉辨证的精神实质，为之一叹。

"太阳病未解，脉阴阳俱停，必先振栗汗出而解，但阳脉微者，先汗出而解，但阴脉微者，下之而解，若欲下之，宜调胃承气汤。"（《伤寒论·辨太阳病脉证并治中·九四》）

脉阴阳俱停，乃因正邪相争，当抗邪外出之一瞬间，营卫之气，一时不能外达，脉象因之隐伏不出。由于正邪争胜，在欲解之时，必先振栗，等到汗出则邪已外解。但邪外出有随汗解，有随下解，若寸脉微动者，乃邪欲外达现象，当从汗解，若尺脉微动者，为邪欲从下解，故宜下之。因此，本节脉微的原因，由于邪气壅遏，营卫之气不能外达，所以脉道隐而不显，和少阴病阳气虚脉搏鼓动无力的微脉，有根本的差别。

【按】本节阳脉指寸，阴脉指尺，寸主表，尺主里，亦仲景沿用《内经》以寸尺部位代表表里的例子。当邪久郁伏欲外解之刹那间，寸脉微动为邪从表解的预兆，尺脉微动为邪从里解的预兆，在临床上固然有一定的参考价值，然必须结合表证里证，再决定可汗可下方为全面客观。如欲从汗解，必有恶寒战栗症状出观。欲从下解必须有腹痛转矢气症状出现，不可单纯拘泥于脉的一个方面。

"伤寒十三日，过经谵语者，以有热也，当以汤下之，若小便利者，大便当硬，而反下利，脉调和者，知医以丸药下之，非其治也。若自下利者，脉当微厥，今反和者，此为内实也，调胃承气汤主之。"（《伤寒论·辨太阳病脉证并治中·一〇五》）

前节阐明阳明内实证，误用丸药下之，导致的变证。后节说明虚寒下利，与实热下利的鉴别。虚寒下利，脉当微，而手足厥冷，如少阴下利即是。今脉不微而和，结合过经谵语，则知仍属阳明实热下利。当以调胃承气汤以荡涤其实热，则下利自止。

【按】脉和非平和之谓，是针对微脉而言，切脉时间较久，指下必隐然有力。凡实热内结，阳气壅遏，不得宣达之脉，虽见沉、微、结，但皆指下有力，时间越久，则越明显，和阳气衰微，不耐久按者有别。

【又按】下利实热和虚寒，一方面从脉象上可以鉴别，另一方面可从下利粪便色泽鉴别，如澄澈鸭溏属寒，稠黏臭秽属热，此等处辨证时要注意望诊，不能单听病人自述。

"伤寒吐下后，发汗，虚烦，脉甚微，八九日心下痞硬，胁下痛，气上冲咽喉，眩冒，经脉动惕者，久而成痿。"（《伤寒论·辨太阳病脉证并治下·一六〇》）

本节的脉微，也是阳气衰微所致。由于汗吐下后，挫伤正气，脾胃阳气式微，下焦浊阴之气得以上乘，因而形成了心下痞硬，眩冒气上逆，筋脉动惕一系列证候。一六三条桂枝人参汤证的心下痞硬，意义基本和本证相同。大柴胡汤证和十枣汤证皆有心下痞硬，但两证一属实热内结，一为水饮充斥，则脉见滑实、弦实之类，与本节脉微，自然容易鉴别。苓桂术甘汤证，亦有气上冲症状，但寒气挟水上冲，脉象沉紧，与本节脉微，阴阳俱伤也不相同。

"阳脉微而汗出少者，为自和也。汗出多者，为太过。阳脉实，因发其汗，出多者，亦为太过，太过者，为阳绝于里，亡津液，大便因硬也。"（《伤寒论·辨阳明病脉证并治·二四五》）

阳明病的病机，一般是热盛津伤，脉洪大，汗大出表明了热炽津伤之候。今脉阳微（浮而和缓）汗出不多，则是热不盛而津液未伤，故曰自和，若脉实汗出多者，则是邪热炽盛，津液外泄，大便必因之结实而硬。

【按】本节阳脉指浮脉而言，阳脉微，指浮而和缓，阳脉实，指浮大有力。仲景辨脉法，"凡脉浮、大、数、动、滑此名阳也。凡脉沉、涩、弱、弦、微，此名阴也。"因此本节阳脉微和实，是指浮、大、数、动、滑有力无力，以候热邪之进退盛衰情况。

"少阴中风，脉阳微阴浮者，为欲愈。"（《伤寒论·辨少阴病脉证并治·二九〇》）

阳微阴浮，指寸脉微，尺脉浮。少阴中风，寸脉当浮，尺脉当微，以阳虚复感风邪之故。今寸脉微，尺脉浮，乃阳气欲回，风邪欲解的现象，故为欲愈。

"少阴病，下利脉微者，与白通汤。利不止，厥逆无脉，干呕烦者，白通加猪胆汁汤主之。服汤脉暴出者死，微续者生。"（《伤寒论·辨少阴病脉证并治·三一五》）

少阴病下利脉微，乃因阴寒太盛阳气式微之故。与白通汤通阳破阴以复脉。若服前药，下利不止，厥逆无脉干呕烦者，则是阴寒盛极，格阳于上，一线孤阳上扰的现象。纯热药反而格拒不受，故以白通汤加入咸寒苦降的人尿、猪胆汁以反佐之，乃热因寒用之意。服药后有两种转归，一为脉搏突然出现，乃孤阳飞越的死候，一为脉象徐徐而出，乃阳气渐渐来复，真正有了生机。

【病案举例】

一九五一年七月，一男性，年二十岁，暑日炎热，吃冰棍甚多，腹泻一次，不以为意，旋即呕吐腹泻，半日之间达十余次，先经西医诊治，第二日晨病情加剧，病人呈烦躁不安。邀笔者为之诊视，六脉俱无，手足厥冷如冰，病人已昏愦不醒，呕吐频繁，药不能入口。思之再三，此乃少阴白通加入尿猪胆汁汤证。告其家人，急速寻找猪胆，未及寻来，人即死去。《伤寒论》谓："脉不至者死""烦躁四逆者死"以阳气离绝也。

"少阴病，下利清谷，里寒外热，手足厥逆，脉微欲绝，身反不恶寒，其人面色赤，或腹痛，或干呕，或咽痛，或利止脉不出者，通脉四逆汤主之。"（《伤寒论·辨少阴病脉证并治·三一七》）

脉微欲绝，比四逆汤证脉微更为严重，同时有四肢厥逆，下利清谷症状，可知阴寒盛极，阳气衰微已达极点。阴寒盛极反而格阳于外，《内经》谓之"重寒则热"。所以有身反不恶寒，咽痛面赤等假热症状出现。

【按】本节面色赤，为虚阳上越之证。极易和阳明面赤混淆，两证应进行鉴别。凡虚阳上越面赤，必浅红而嫩，阳明实热面赤深红而苍。同时结合寒证、热证、阴脉、阳脉，自然不致有误。

"伤寒六七日，脉微，手足厥冷，烦躁，灸厥阴，厥不还者，死。"（《伤寒论·辨厥阴病脉证并治·三四三》）

阴邪肆逆，阳气有一蹶不振之势，故脉微而四肢厥冷，烦躁乃虚阳上扰所致。灸厥阴以冀挽救欲脱之阳，厥还则阳回，尚有生机，厥不还则阳绝，故为死候。

"伤寒脉微而厥，至七八日肤冷，其人躁无暂安时者，此为藏厥，非蛔厥也……"（《伤寒论·辨厥阴病脉证并治·三三八》）

脉微肢厥是一般阳气衰微出现的症候，到七八日肤冷，其人躁扰不宁，无片刻安静，乃藏（阳）气衰竭已至十分危恶地步，是藏厥证，不是蛔厥证，因为蛔厥必有吐蛔的症状出现，二者应加以鉴别。

"恶寒脉微而复利，利止，亡血也，四逆加人参汤主之。"（《伤寒论·辨霍乱病脉证并治·三八五》）

恶寒脉微下利，为阳气虚衰的现象，同时吐利亦伤其阴液，所以利止后，不仅亡阳，而且阴液亦消亡。用四逆汤加人参，四逆扶阳固脱，人参益气生津，为治阴阳两虚之剂。

【按】临床上治疗严重的急性胃肠炎，吐泻止后，曾有脱水症出现，除脉微肢冷外，舌干无津，小便少，皮肤干燥，中医认为阴阳俱虚，四逆加人参汤药性刚燥，对阴虚者不适宜，宜合生脉饮为佳。

"吐已下断，汗出而厥，四肢拘急不解，脉微欲绝者，通脉四逆加猪胆汁汤主之。"（《伤寒论·辨霍乱病脉证并治·三九〇》）

本节亦是吐利止以后，阳气和阴津俱亡之证，四肢拘急乃气血不能煦濡所致，汗出而厥乃阳气欲脱的现象。脉微欲绝与少阴白通汤证，及白通加人尿猪胆汁汤证病理相同，都是阳气垂绝之危候，故用通脉四逆汤峻恢复其阳，再加猪胆汁反佐，以通其阴阳之格拒。

微浮脉

"厥阴中风，脉微浮为欲愈，不浮为未愈。"（《伤寒论·辨厥阴病脉证并治·三二七》）

厥阴病的病机，是阴阳胜复，正胜邪则病退，邪胜正则病进。脉微浮者（微有浮象，不是微脉兼浮脉），是阳气徐徐来复的征象，正气逐渐占据优势，邪气逐渐处于劣势地位，正胜邪负，邪气由里出表，所以病可向愈。"阴病见阳脉者生"，即此道理。但必须注意微浮和浮滑、数等不同，如果脉见浮大，或浮滑，浮数等，则是阳反太过的现象，亢则为害，又为病候。不浮为未愈，言阳气尚未来复，还不能胜邪外出。由此看来，本条之脉浮与否，是邪气出表与否的征象，所以可作为判断欲愈、未愈的依据。

【按】外感病不少由于旷日持久，正气已伤，邪气不解，等到正气逐渐恢复，邪气有外出之机，脉象多隐隐有浮象，此即仲景所说的脉微浮为欲愈的意义。值得注意的是和太阳病初期邪气在表，正气未伤的脉浮，还不完全相同。

"病如桂枝证，头不痛，项不强，寸脉微浮，胸中痞硬，气上冲咽喉，不得息者，此为胸有寒也，当吐之，宜瓜蒂散。"（《伤寒论·辨太阳病脉证并治下·一六六》）

病如桂枝证，言发热汗出恶风诸症状，但头痛项强为太阳经必具症状，今无此见证，即不是太阳桂枝证了。诊其脉，寸部独隐隐有浮象，关尺则否，结合胸中痞硬，可以认为由于痰涎宿食之类，壅塞膈上，阻碍气机，正气欲驱邪上出而不能，所以有气上冲咽喉，不得息的现象。根据"其高者因而越之"的治疗原则，用瓜蒂散涌吐，因势利导而驱邪外出。

【按】本条辨证的关键，在于寸脉微浮和胸中痞硬，气上冲咽喉，不得息，此仲景运用寸脉部位，以反映邪在上焦之一例，给后世关尺分部候病开了先河。临床上不少这样的事实，寸脉独浮，出现上部疾患，如头痛巅疾，胸膈风痰等。像这样的问题，稍一忽略，便不容易诊察得出，所以切脉是一个非常细致的诊法，医生在切脉时，必须摒除杂念，全神贯注。

微实脉

"产后七八日，无太阳证，少腹坚痛，此恶露不尽，不大便，烦躁发热，切脉微实，再倍发热，日晡时烦躁者，不食，食则谵语，至夜即愈，宜大承气汤主之。热在里，结在膀胱也。"（《金匮要略·妇人产后病脉证治》）

脉微实，是脉来微有实象，因为微和实两脉不能兼见。产后七八日，无论产妇平素身体如何健壮，气血必然不能全部恢复，必定有不足的现象，即使有实证，脉象亦不会和平时一样，所以脉来微实。脉微实和少腹坚痛、恶露不尽、烦躁发热、谵语、不大便，共同分析，知为产后停瘀和实热内结，相互影响的结果。故以大承气汤下其实热，实热去则瘀血随之俱下。主要矛盾解决了，次要矛盾亦随之而解。

【按】本条辨证主要依靠少腹硬满，日晡烦躁发热，谵语，不大便等症状，切脉微实，只能辅助诊断，以触诊腹硬满的可靠性更大。

微大迟脉

"病人胸满，唇痿舌青，口燥，但欲漱水不欲咽，无寒热，脉微大来迟，腹不满，其人言我满，为有瘀血。"（《金匮要略·惊悸吐衄下血胸满瘀血病脉证治·一〇》）

本条为论述瘀血的脉证。无寒热，说明无表证。微和大不是兼脉，言脉微有大象而来迟，为停瘀，脉道不流利的现象。停瘀还很难说是瘀血，如阳明腑证，实热内结，和宿食病，脉亦有大而迟的现象，就是很好的例子。唯有和胸满，唇色黯青，口燥，但欲漱水不欲咽等症，同时并见，方能判定是瘀血。

【按】关于血瘀的辨证，从面、舌、唇的色泽观察，也是重要的一环，据临床经验，其可靠性尤胜于脉诊。因为色者气血之华，血有瘀滞，则面、唇，舌为之不荣，所以必有痿瘁色变的现象。文内提出腹不满，当应用触诊，诊察有无积块，倘瘀血在腹部深处，往往触不到，亦须注意。

【又按】近人恽铁樵诊察瘀血的经验："……其标准在面色舌色，凡舌隐黑斑，面部隐隐有青色成块者，可攻之候也，虽瘀甚虚甚亦当攻，舌上黑斑是寻常习见之症，若仅舌上有斑，面上无青块者，不可攻。可攻用抵当或大黄䗪虫丸"。根据恽氏之经验，在临床上诊候瘀血往往可靠，因附志之，以补本条之不足。

【病案举例】

许某，14岁，女，胃脘痛近2年余，屡治无效，视其面色青黯，食减消瘦，舌质干红无苔，手足烦热，口干思饮无多，大便干燥，脉见滑象，初认为肝郁化热，胃阴亏耗，以甘露饮服之，6剂痛即止。不料月余复发，继服前药则无效。再诊其胃脘痛不移位，按之有硬块，面色青黯不华，舌质红无苔，恍悟此痛当属血瘀，予血府逐瘀汤加大黄，服药2剂后，大便下酱色物甚多，痛即止，胃脘部硬结亦消失，从此而愈。

微细沉脉

"少阴病，脉微细沉，但欲卧，汗出不烦，自欲吐，至五六日，自利，复烦躁不能卧寐者，死。"（《伤寒论·辨少阴病脉证并治·三〇〇》）

脉微细沉，但欲卧，仅是少阴阳气衰微的应有现象。并没达到阴寒盛极的地步。汗出不烦，自欲吐，比前者严重了一些，但是由于不烦，说明尚没有格阳现象，急救尚可挽回。迁延失治，到五六日，自利烦躁不能卧寐，那么阴寒已经盛极了，阴阳失去了依存作用，孤阳无依而外脱，所以就临近死亡的边缘了。

【按】脉微细沉只是一般阳气衰微的表现，并非危候。可怕的是烦躁不得卧寐，不独伤寒，许多疾病至重危阶段，每有此症出现，如再生障碍性贫血、克山病、尿毒症、肝硬化、肝性昏迷等濒临死亡前夕，多有此现象，中医认为是阴阳离绝，孤阳无依外越的恶候。

微缓脉

"太阳病，得之八九日，如疟状，发热恶寒，热多寒少，其人不呕，清便欲自可，一日二三度发。脉微缓者，为欲愈也；脉微而恶寒者，此阴阳俱虚，不可更发汗、更下、更吐也，面色反有热色者，未欲解也，以其不能得小汗出，身必痒，宜桂枝麻黄各半汤。"(《伤寒论·辨太阳病脉证并治上·二三》)

太阳病八九日，发热恶寒，热多寒少，不呕则无少阳证，清便自可，无阳明证。脉微缓是邪气已衰，正气将复，虽有寒热一日二三度发，亦将自愈。第二节如果脉微不和缓，同时有恶寒症状，又不是欲愈，而是表里俱虚的现象，不可再使用汗、吐、下法了。第三节，面色反有热色者，是阳气郁遏不得外解的表现，故以麻桂各半汤以小发其汗。辨证要点在于第一节热多寒少（排除少阳和阳明之热）和脉微缓并见，为邪气将退，正气欲复的佳兆。第二节脉微不缓，但恶寒而无热，又为表里俱虚的转归；第三节面色有热，邪气郁遏不得小汗外解之症，但又根据疾病的不同，具体情况具体分析。

【按】脉学以缓为有胃气，凡病见此种脉皆为顺候。伤寒热病一类疾病，脉中兼见缓象，为邪气将退的征象，固为吉兆。杂病，如风湿、黄疸、水气等，皆见缓脉，多主邪气留恋，缠绵不愈之候，由此观之，缓脉又不可以类推了。

微弱数脉

"下利脉沉弦者，下重；脉大者，为未止；脉微弱数者，为欲自止，虽发热不死。"（《金匮要略·呕吐哕下利病脉证治·二五》）

本条下利指热利和滞下而言，非一般泄泻。下利脉见微弱数，为邪气已衰，正气将复的佳兆，故知利欲自止。如果下利，脉但见微弱无数象，伴有手足厥冷恶寒症状，则是利后亡阳，不得认为欲愈。所以"数"，不是数而有力，乃微弱和缓中具有数象。若数而有力为邪势方盛，和脉大利未止的意义是相一致的。

【按】《金匮要略》推测下利预后，有时根据脉象，有时根据证候，有时脉症合参，如"下利有微热而渴，脉弱者今自愈"意义也和本条一致，脉弱和微热、渴结合，也是正复邪退的预兆。脉微弱数，是单从脉上着眼，脉弱和热、渴，是脉症互相参证。或从脉，或从症，或症脉互参，总是能够抓住正邪进退的趋势，因而就可以掌握和窥测疾病的预后顺逆。这就充分体现了仲景在辨证上原则性和灵活性相结合的精神，是值得我们进一步学习和深入探讨的。

微细脉

"少阴之为病，脉微细，但欲寐也。"（《伤寒论.辨少阴病脉证并治·二八一》）

伤寒到了少阴病阶段，阳气极度衰弱，阴寒盛极，所以脉象鼓动无力，出现微细的现象，同时亦有但欲寐、恶寒、蜷卧、自利、厥逆等阴盛阳衰的症状出现，在辨证上不难识别。本条脉微细和后几条脉微，都是由于阳气衰微所致。所要注意的是有一种阳气郁塞，血行被遏，脉微不出的实证。如太阳腑证的蓄血证"脉沉微"就是突出的例子，和少阴的脉微－虚－实有霄壤之别，不可混淆。

"下之后，复发汗，必振寒脉微细，所以然者，以内外俱虚故也。"（《伤寒论·辨太阳病脉证并治中·六〇》）

伤寒经过泻下和发汗以后，出现振寒脉微细的现象，是由于阴阳内外俱虚之候。

【按】微为阳微，阳微则气不能鼓出，故脉来轻微，细为血虚，血虚少则脉管缩窄，故脉应指而小。由此可以体会，营行脉中，卫行脉外的机制。

微弱脉

"太阳中风，脉浮紧，发热恶寒，身疼痛，不汗出而烦躁者，大青龙汤主之。若脉微弱，汗出恶风者，不可服之，服之则厥逆，筋惕肉瞤，此为逆也。"（《伤寒论·辨太阳病脉证并治中·三八》）

脉微弱汗出恶风，已是表里俱虚的现象，不可再予大青龙汤，以发其汗，重虚其表了。"汗出恶风"与桂枝汤证相同，但彼是表虚邪不解，此是表里俱虚，外邪已解。一个脉浮缓，一个脉微弱，反映了二证病机的不同，作为辨证鉴别的要点。

【按】汗出恶风，或属表虚外邪不解，或是属于阳虚，最易混淆，兹举一病案作参考。

【病案举例】

1950 年治一王姓患者，男性，年 50 岁，工人，身体素来健康，1年前患自汗不止，服中西药，迄未收效。见其处方，不外麻黄根、龙牡、浮小麦，及当归六黄、玉屏风散一类药物，无丝毫效果。视其人体质羸瘦，面㿠少神，少气倦怠，身形有啬啬畏寒意，诊其脉微弱中带有浮象，问是否畏寒，答曰畏。恍然有悟，此太阳中风证也，表虽虚而风邪留，所以固表止汗药无效。以汗出日久而致身形日衰，乃虚中挟实之证。投以桂枝汤，按《伤寒论》服法，啜热粥使其微微得汗。服药1剂，汗止大半，3剂汗竟全收，嗣后调理月余而恢复如常。

【按】本案辨证重点在于脉微弱中有浮象，及服一些固表药无效，结合啬啬恶寒，知属表邪不解。

"太阳病，二三日，不能卧，但欲起，心下必结，脉微弱者，此本有寒分也。反下之，若利止，必作结胸，未止者，四日复下之，此作协热利也。"（《伤寒论·辨太阳病脉证并治下·一三九》）

不能卧但欲起，当责之于胃。《内经》谓："胃不和则卧不安"，所以说心下必有郁结。但心下结，究竟属于实热抑或是属于寒湿？要凭脉判定，如脉现滑数或滑实，是由实热内结，如脉见微弱或微迟，则属寒湿内结。

【按】辨寒湿与湿热，除了诊脉以外，触诊之心下拒按与喜按，望诊舌苔燥与润，小便之赤与白，大便之燥与溏，都可补充脉诊之不足。

"太阳中暍，身热疼重，而脉微弱，此以夏日伤冷水，水行皮中所致也，一物瓜蒂汤主之。"（《金匮要略·痉湿暍病脉证治·二七》）

身热疼重和脉微弱，是由于暑热挟水湿留于肌腠所致。暑湿郁遏，阳气不得伸展，脉象为之不振，而呈现微弱状态。和少阴病阳虚阴盛的脉微弱则有所差别。叶天士说："湿盛则阳微"与此道理相同。治疗原则提出："通阳不在温，而在利小便"，湿去则阳气得伸，脉象亦随之而出。吴鞠通说："湿温病脉濡细"，与此条意义也相近似。大凡湿温及暑，皆挟湿热两邪，但却有偏于湿盛和偏于热盛的区别。本条即偏于湿盛，如文中所说："此以夏月伤冷水，水行皮中所致。"但水行皮中，未尝无热，如文中说："身热疼重"，可见还是挟有热邪，不过水湿的比重要比热大一些罢了。

"产妇郁冒，其脉微弱，呕不能食，大便反坚，但头汗出。所以然者，血虚而厥，厥而必冒。冒象欲解，必大汗出，以血虚下厥，孤阳上出，故头汗出。所以产妇喜汗出者，亡阴血虚，阳气独盛，故当汗出，阴阳乃复。大便坚，呕不能食，小柴胡汤主之。"（《金匮要略·妇人产后病脉证治·二》）

大便坚，但头汗出，阳明实热亦有相同的症状出现。唯有脉微弱，不见滑、实的现象，也没有发热，潮热的症状，可以否定阳明热证。根据新产妇的特点，郁冒便难，加以脉微弱，可知是产后亡血阴虚阳浮（郁冒，头汗出），津液内竭，肠胃失于濡润（便难）的缘故。下文"病解能食，七八日更发热者，此为胃实，大承气汤主之"，才是阳明实热证。前后对照，便容易分晓。但产后发热，属于虚者亦很多，凡阳明实热之脉，必洪、滑、实，舌苔亦必黄厚，或白燥乏津。热的性质，必有蒸腾之象，或者日晡定时发热，全面加以综合分析，自然不会有误。

微数脉

"论曰：百合病者，百脉一宗，悉致其病也。意欲食复不能食，常默然，欲卧不能卧，欲行不能行，饮食或有美时，或有不用闻食臭时，如寒无寒，如热无热，口苦，小便赤，诸药不能治，得药则剧吐利，如有神灵者，身形如和，其脉微数……"

（《金匮要略·百合狐惑阴阳毒病脉证治·一》）

《诸病源候论》说：百合病的原因，多起于伤寒大病之后，余热未解，再加以长时间的精神抑郁，所引起的神志恍惚，精神迷离的一种疾病。在诊断本病时，当以精神不定各种症状为准则。如欲食不食，欲卧不卧，欲行不行等。脉微数和口苦小便赤，则说明本证的病机乃阴虚内热，治疗药物上如百合、生地黄、知母、鸡子黄等，也无一不是清热滋阴的药物。因此认为本病的原因，是由于伤寒大病后，余热未解，耗伤阴分加以精神抑郁，逐渐形成是有道理的。下面试举一案，可作例证。

【病案举例】

1962 年 10 月，刘某，女性，25 岁。在北京工作，家住哈市。该患者在 1 年前得一疾病，百医罔效，及来我所就医时，观其人走进室内，而又停步不前，站立凝视，若有所思，良久始坐。据其母述，每夜间睡时，必起床立于室内久久不卧，昼日上街恒立于街头不行。面容呈现无欲状，脉微而数，病人神志一如常人，小便黄赤。询其致病之因，则无以对。又问其病人是否患过伤寒病，病人若有所悟。自述在北京时罹过伤寒病，愈后发皆脱落，自觉性情有些改变，常常烦躁，逐渐形成此证。因告其母曰：百合病也。《金匮要略》谓欲行不行，欲卧不卧，默默然，脉微数，小便赤，无一不合，为之处方：百合 50 克、生地黄 50 克、知母 2.5 克，服药 10 余剂后，诸症减轻，夜间已不起床，但仍有欲行不行之态，后因故回京不知结果。

【按】笔者在临床上仿百合病用百合治疗神志异常一类疾患，凡脉微数或滑数无力者，症状则少寐、头昏、烦躁、手足烦热，精神恍惚，动作反复，语言重复等，乃阴虚阳亢，阴阳失调的表现，应用百合、生地、知母、枣仁、五味一类清热滋阴敛阴药物有较好的疗效。可见百合病的脉微数，是阴虚阳浮的病机反映，可见是属于神志病的范畴，不必拘泥于必伤寒病后始得之。

"夫风之为病，当半身不遂，或但臂不遂者，此为痹，脉微而数，中风使然。"（《金匮要略·中风历节病脉证并治·一》）

前者阐明中风与痹证的鉴别，后节脉微而数，说明中风的病机，因正气虚弱，外邪趁虚侵入，是虚挟风邪之候。

【按】本节中风是指外风，即《灵枢·刺节真邪篇》所谓："虚邪偏客于身半，其入深内居营卫，营卫稍衰，则真气去，邪气独留，发为偏枯。"不同于"暴厥"、"薄厥"一类内风。内风类似现代医学所说的脑血管意外病，脉多弦实，两者不可混淆。

"寸口脉微而数，微则无气，无气则营虚，营虚则血不足，血不足则胸中冷。"（《金匮要略·呕吐哕下利病脉证治·四》）

本节的脉微数，非有热，而是由于营卫气血不足所致。营卫气血的关系是相互资生，相互依存。如"气为血之帅，血为气之母"，"营行脉中，卫行脉外"，内外相贯，如环之无端。而卫气之行，又"积于胸中，出于喉咙，以贯心脉而行呼吸焉"。由于营卫俱虚，胸中的宗气亦随之虚少，所以胸中冷。

【按】近人张锡纯发明大气下陷症，制有"升陷汤"一方，以黄芪、升麻为主，临证上应用效果良好。张氏认为"大气者，充满胸中以司呼吸……此气有发生之处，有培养之处，有积存之处。资始于肾系命门之中，即《内经》所谓：'少火生气'也，此气即由少火发生，以徐徐上达。培养于后天水谷之中，而磅礴之势成；积贮于胸膺空旷之府而盘踞之根气。是大气者原以元气为根本，以水谷之气为养料，以胸中之气为宅窟也，……"张氏阐明大气原委颇为精辟，用以解释本节气少，胸中冷之道理自然可以透彻无余意了。

【又按】张锡纯又阐明脉数气虚之理。他说："世俗医者遇脉数之症，大抵责之阴虚血涸，不知元气虚极莫支者，其脉可至极数，设有人或力作或奔驰至气力不能支持之时，其脉必数，乃以力倦之不能支持，以仿气虚之不能支持，其事不同其理同也。"张氏此说，用以诠释本节的脉微数，也颇符合。

"微数之脉，慎不可灸，因火为邪，则为烦逆……"（《伤寒论·辨太阳病脉证并治·一一六》）

微数之脉一般属于阴虚内热之症，不可用灸法治疗以助其热，更加耗伤其阴分。凡伤寒温病见微数之脉，当以甘寒滋阴药为宜。

微沉脉

"太阳病六七日，表证仍在，脉微而沉，反不结胸，其人发狂者，以热在下焦，少腹当硬满，小便自利者，下血乃愈。所以然者，以太阳随经，瘀热在里故也，抵当场主之。"（《伤寒论·辨太阳病脉证并治中·一二四》）

脉微沉是沉而有滞象，脉象不起，是由于蓄血而使脉道壅遏，血行不利所致。和气血不足的脉微，阳气衰微的脉微，都绝不相同。本证在辨证上，必须掌握以下要点：①狂躁不安；②少腹硬满；③小便自利；④脉微沉涩。其中①②项需要问诊和触诊，特别是触诊在本病更为重要。小便自利可以说明少腹满不是由于蓄水，反不结胸表明其结不在上焦，而在下焦，这都是辨证的重要旁证。

【按】本节的脉微沉和一二五条的脉沉结，意义相同，都是气血滞涩的表现。

【病案举例】

1949 年 7 月，石某，女性，19 岁，已婚。病发初起发热畏寒，自以为感冒，服退热剂，恶寒退，发热不止，烦躁口渴，脉滑数，舌燥无津。开始认为是阳明经证。给以大剂白虎汤，不料不仅热未退，而且下午出现谵妄不休，逐渐加剧，呈狂躁不安状态。经西医给予冬眠灵亦不能控制。病家恳为设法挽救。当时切其脉沉微中带有涩滞之象，触诊上腹中腹部柔软，而小腹部则坚硬拒按。询其家人，小便尚利，但色黄赤。沉思良久，认为是伤寒蓄血证，遂以处桃仁承气汤一方，服药后大便下紫污色血液约一痰盂，发热谵狂骤然消退。但脉来微数如丝，病人冷汗淋漓，呈虚脱状，急与大剂人参、山萸肉、五味子、麦冬数剂，脉象逐渐有力，调理半年余，恢复如常。

微涩脉

"阳明病，谵语，发潮热，脉滑而疾者，小承气汤主之。因与承气汤一升，腹中转矢气者，更服一升，若不转矢气者，勿更与之，明日又不大便，脉反微涩者，里虚也，为难治，不可更与承气汤也。"（《伤寒论·辨阳明病脉证并治·二一四》）

脉滑而疾，里热虽盛，大便尚未至燥结程度，因而提出可以用小承气汤小量作试探性的攻下，服药后如果有转矢气的现象，证明有硬便内结，可以继续用前药攻之。倘不转矢气，则证明大便尚未燥结，不可再议攻下，这是仲景用药非常慎重的表现。到了明天，又不大便，脉反微涩，则是气液耗伤，肠燥津枯，无力排便外出，攻邪则害正，扶正则碍邪，所以认为难治。但难治不等于不能治，后世之黄龙汤、养荣承气汤皆是在承气汤的基础上，加入人参、当归、生地、白芍等药，补正除邪，攻补兼施，可以应用。

【按】脉滑、数、疾，由于阳明热炽，因未见沉、实、迟、结等热实内结之脉，所以不敢冒然攻下。后节微涩，则属大便虽结，正气已伤，就不能单纯用承气汤攻下治疗了。

"少阴病，下利，脉微涩，呕而汗出，必数更衣，反少者，当温其上，灸之。"（《伤寒论·辨少阴病脉证并治·三二五》）

微为阳气虚，涩为阴血少，数更衣反少者，乃阳气下陷，阴虚肠乏濡润之故。此时如果用姜附辛热一类药物，则更迫其阴，必导致下坠愈甚。若用升举之药，则呕逆愈甚，必致格拒不入。所以用灸法温上以提其下陷之阳，乃仿《内经》"病在于下，取之于上"之法。

【按】本节脉微下利，阳虚脉证比较明显，脉涩数更衣反少，阳气下陷，阴虚脉证则不明显。明显处容易辨认，不明显处易于忽略，差之毫厘，谬之千里，审脉辨证，确非易事。

"伤寒其脉微涩，本是霍乱……"（《伤寒论·辨霍乱病脉证并治·三八四》）

霍乱病经过吐利以后，阳气衰微，阴液亦随之耗伤，所以见脉微涩。详见微脉四逆人参汤条。

"问曰：血痹病从何得之？师曰：夫尊荣人骨弱肌肤盛，重因疲劳汗出，卧不时动摇，加被微风，遂得之。但以脉自微涩，在寸口关上小紧，宜针引阳气，令脉和紧去则愈。"（《金匮要略·血痹虚劳病脉证并治·一》）

本节阐述血痹病的成因及其脉证。平素身体肥胖很少劳动，无忧无虑之人，形盛于外，气怯于内，营卫循行不利，稍一劳汗当风，即形成本病。脉微涩，寸口关上小紧者，脉来微弱，带有不流利的现象，在寸口关上部位，小有紧束之象。微为阳气微，涩为血滞，小紧为外受风邪之象，合之正反映了血痹病的病因病机。针引阳气，紧去则脉和，乃邪出则脉道自利之故。

【按】血痹病的成因，是以形盛脉涩的内因为主，风邪外因为副，外因是通过内因而起作用。在治疗上如果单纯致力于外因，则病必旋愈旋复，终难根除，必须加强体力劳动，经常锻炼，以辅助药饵之不逮。

"问曰：人病有宿食，何以别之？师曰：寸口脉浮而大，按之反涩，尺中亦微而涩，故知有宿食，大承气汤主之。"（《金匮要略·腹满寒疝宿食病脉证治·二一》）

宿食的脉浮而大，按之则有不流利的现象，尺中亦微涩不利。乃食滞气化受阻之故。宿食的脉微涩和营卫虚的脉微涩，怎样鉴别呢？前者（宿食）指下隐隐有力持久不衰，后者（营卫虚）指下艰涩如游丝，时间久则欲无，以此辨之，往往多验。

【按】《金匮要略》宿食脉，有寸口浮大而涩，尺中微涩者；有数而滑者；有脉紧者；诸条应相互参证，尤须结合证候，特别是腹部触诊更为重要。

紧　脉

"太阳病，或已发热，或未发热，必恶寒，体痛呕逆，脉阴阳俱紧者，名为伤寒。"（《伤寒论·辨太阳病脉证并治上·三》）

恶寒体痛，脉阴阳俱紧，皆寒邪外束的证候，寒性劲敛，外束于卫，阳气已伸，则发热，未伸，则热尚未至，故未热，然迟早则阳气必伸，而发热。

【按】伤寒发热迟早固然与外邪的性质有关，但最主要的还是取决于病人体质禀赋阳气的盛衰，阳气素盛感邪后，则发热速而高，阳气素弱则发热迟而低，临床上曾遇不少人，感冒一直无热或只有轻微低热，感邪程度尚非轻。曾诊多例病人，频繁感冒，一月之内，必有二、三次，或四、五次，从不发热。其他如身痛、鼻嚏、头痛、恶寒等症皆俱备，脉象较常人沉，感冒时稍有浮而紧束之象。这主要是由于素禀阳气衰，不能外达所致。因而联想到《伤寒论》七条，"病有发热恶寒者，发于阳也，无热恶寒者，发于阴也……"的条文中，无热恶寒，不能认为不是表证。阳气不亏，则发热可以一汗而解，故愈之速。阳气不足则无热，往往不能得汗而解，故愈之迟。此节仍是指表证而言。注家皆以无热恶寒为少阴的恶寒，是值得商榷的。

"太阳病下之……脉紧者，必咽痛……"（《伤寒论·辨太阳病脉证并治下·一四〇》）

脉紧咽痛，多是"寒邪束遏，肺气不宣"，此类咽痛宜宣散，大忌柔润，麻杏甘石汤为对症之方。审其内热不甚，石膏可以减量。如误用柔润则邪愈壅遏失去透达之机，偾事者甚多，宜引起注意。

"阳明病，初欲食，小便反不利，大便自调，其人骨节疼，翕翕如有热状，奄然发狂，濈然汗出而解者，此水不胜谷气，与汗共并，脉紧则愈。"（《伤寒论·辨阳明病脉证并治·一九二》）

本节骨节疼，翕翕如有热状，乃水湿之邪，郁于表分的现象，水湿留表则不能下行膀胱，因而小便不利。但病人初欲食，大便自调，则是胃气尚和，正气尚健，力足胜邪，所以病将自愈。奄然发狂是正邪相争的具体表现，等到濈然汗出则邪随汗解，病已自愈。脉紧则愈是说明正气已复，脉象充盈有力的佳兆。

【按】前二节的脉紧，反映寒邪外束，本节脉紧反映正气恢复，一则反映邪气，一则反映正气，具体情况具体分析。奄然狂是正邪交争的表现。和阳明燥结，蓄血证的如狂发狂，必有腹满便坚、潮热，小便自利者不同。翕翕发热与太阳证相似，但太阳表证必有恶寒，本症水湿留滞则不恶寒，以此不难鉴别。

"病人脉阴阳俱紧，反汗出者，亡阳也，此属少阴，法当咽痛而复吐利。"（《伤寒论·辨少阴病脉证并治·二八三》）

阴阳俱紧是少阴阴寒太盛的现象，阴盛则格阳于外，所以反汗出。少阴之脉循喉咙，虚阳浮越上循，故咽痛。阴寒侵及脾胃，当有吐利症状出现。

【按】太阳伤寒，脉阴阳俱紧为寒邪在表，本节脉阴阳俱紧为寒邪在里，太阳伤寒脉浮紧，本节脉沉紧。阴阳俱紧当指尺寸俱紧而有力之状，与"小紧"，"浮紧尺中迟"，其含义各不相同。小紧者微邪，尺中迟则营虚。一则邪微，一则正虚，都不能和阴阳俱紧寒邪束于外，及阴寒结于内者相提并论。于此可以体会仲景脉法的精微。

虚阳浮越的咽痛，咽部浅淡红无肿，与实热咽痛红赤肿痛不同。笔者曾治疗一郭姓患者，咽部色浅而赤，自觉干热，小便频数，以八味地黄汤，用桂附引火归原，服药五剂竟痊愈。

"少阴病脉紧，至七八日，自下利，脉暴微，手足反温，脉紧反去者，为欲解也。虽烦下利，必自愈。"（《伤寒论·辨少阴病脉证并治·二八七》）

少阴病脉紧，乃寒邪凝聚所致，到七、八日突然自下利，脉紧去转为微，如果手足厥寒则恐亡阳现象。今手足不寒而反温，可知是寒邪欲去的佳兆，虽然出现烦躁下利，乃寒邪与阳气相争，阴寒去，阳气复的征象，所以必有愈。

【按】脉紧则寒邪凝，转微则寒邪去，自利又为邪去之路径，手足温乃阳气恢复的征象，躁烦又是正胜邪的预兆，综合全面分析，知邪欲去病将愈。非单纯凭一脉一证作诊断。不然脉微与少阴阳气衰微的脉微；下利与少阴寒盛之下利；躁烦与阴盛格阳之躁烦，皆难区辨。又怎能预知其将愈呢？

"下利脉数，有微热汗出，今自愈，没复紧为未解。"（《伤寒论·辨厥阴病脉证并治·三六一》）

下利、脉数、有微热汗出，是阳气来复之佳兆，阴证见阳脉乃正气复，邪欲去，病向愈的良好表现。如果脉见紧象，则是寒邪尚盛，阳气弱尚不能驱邪外出，所以不解。

【按】本节紧脉与前节紧脉意义相同，前节紧去则病愈，本节复紧则未解。都说明了寒邪去阳气复病愈，寒邪不去，阳气未复则病未愈。是以脉紧之去与否，判定寒邪之退与留，为后世提供了以脉测证的范例。

"病人手足厥冷，脉乍紧者，邪结在胸中，心下满而烦，饥而不能食者，病在胸中，当须吐之，宜瓜蒂散。"（《伤寒论·辨厥阴病脉证并治·三五五》）

脉乍紧和手足厥冷，为痰食一类邪气郁结于里，阳气壅遏不得外达之故。心下满而烦，饥不欲食，乃痰食内结于胸中的具体表现，用瓜蒂散以引吐之，痰食得出，病即霍然。

"脉紧头痛，风寒，腹中有宿食不化也。"（《金匮要略·腹满寒疝宿食病脉证治·二六》）

头痛脉紧，或由于风寒外感，或由于宿食内滞。如何鉴别呢？当于腹部症状推求，凡宿食症，必有腹满、腹痛，消化不良、大便异常等变化，外感风寒则无此症。张石顽以左右手辨别。他说："人迎浮紧为表证之确候，若气口盛坚，又为内伤饮食之兆。"亦可供参考。

"脉紧如转索无常者，有宿食也。"（《金匮要略·腹满寒疝宿食病脉证治·二五》）

脉紧如转索无常者，为紧脉中兼带滑象。尤在泾说："风寒外感之紧，紧而带弦，寒邪所束紧而不移。食气所发之紧，乍紧乍滑，如指转索之状，故曰无常。"

【按】以上两条脉紧，皆主宿食，同时风寒外束及寒凝，皆出现紧脉。尤在泾氏提出紧脉带弦为风寒外感，紧而不移，为寒邪所束，乍紧乍滑为内伤饮食。论颇精辟。可作临床上的参考。

"趺阳脉当伏，今反紧。本自有寒，疝瘕，腹中痛，医反下之，下之即胸满短气。"（《金匮要略·水气病脉证治·六》）

趺阳脉紧，乃素有寒疾，疝瘕腹中痛，为阴寒凝结，阳气被遏之证。若用苦寒之药误下之，重伤阳气，寒气上逆，因而发生胸满短气。

【按】紧脉主寒主痛，浮紧表寒身疼，沉紧里寒腹痛，本节当是沉紧。紧与沉、迟、微脉，俱属阴脉，皆主寒，但紧则主寒实，与沉、迟、微主虚寒者，则尚自有别。

"趺阳脉紧而数，数则为热，热则消谷，紧则为寒，食即为满。尺脉浮为伤肾，趺阳脉紧为伤脾。风寒相搏，食谷即眩，谷气不消，胃中苦浊，浊气下流，小便不通，阴被其寒，热流膀胱，身体尽黄，名曰谷疸。"（《金匮要略·黄疸病脉证治·二》）

趺阳脉紧主脾寒，脾寒则生胀满，脉数主胃热，胃热则消谷。脾寒胃热相互郁结，则化湿生热，湿热蕴蓄因而形成黄疸。尺脉浮为伤肾，是伤肾之阴，阴虚则阳浮，分清泌浊功能失职，因而小便不利，湿热无由排泄，构成错综的病机。因为湿热交阻于脾胃，则有食谷则眩，谷气不消，胃中苦浊等一系列症状出现。浊气下流，肾伤不能分泌（小便不利），更是促进湿热蕴结的因素。

【按】本节是用脉阐明谷疸的病机，《伤寒论》、《金匮要略》用脉阐述病机处甚多，后人有非议者，认为以脉测证，恐非仲景原文，实际上却不是如此，在某一疾病或某一病的过程，有是证才有是脉，证脉相互印证，而不是望空扑影的凭脉知证，仲景书倒装文法甚多，如不细心体会，很难领会其实际意义。如本节是说明谷疸的病机证候和脉，应该是先说病机，其次证候，再次而脉，这样递次而降，才容易使人理解。原文却把脉放在前面，由脉引申病机，最后才叙证，所以容易给人们造成一种凭脉知证的错觉。

"吐后，渴欲饮水而贪饮者，文蛤汤主之。兼主微风，脉紧、头痛。"（《金匮要略·呕吐哕下利病脉证治·一九》）

微风、脉紧、头痛为风寒在表之症。文蛤汤即麻、杏、甘、膏加文蛤、姜、枣，故能发汗解表。因此，本节脉紧与麻黄汤证意义相同，不过微风较轻而已。

紧弦脉

"夫痉脉，按之紧如弦，直上下行。"（《金匮要略·痉湿暍病脉证治·九》）

本节说明痉病的主脉。乃风寒湿邪气留恋于脉道，筋脉强急，故脉来紧如弦。直上下行，形容从寸到尺部劲急强直之貌。

【按】痉病以颈项强直为主症。包括西医之流行性乙型脑炎和森林性脑炎等病。初起极易和感冒相混。鉴别点除了弦紧脉以外，有后脑酸痛、嗜睡、颈项强硬不舒，有时两目红赤，呕吐，在流行期极应注意。

【病案举例】

1951年8月黑龙江省某制材厂成某之妻，来哈就医，患者项背强直，角弓反张，喊声如马鸣，两目上视不瞬、抽搐，发热，狂躁不安，头痛剧烈，恶心欲吐，脉象弦急而数，舌苔厚腻、微黄。经某医院诊断为森林脑炎，中医诊为痉证。仿恽铁樵先生治疗流脑之法，处方：葛根20克，枯芩10克，川连5克，胆草5克，生石膏75克，知母15克，银花40克，全虫7.5克，蜈蚣1条，甘草7.5克，犀角10克

以此方加减出入，共服12剂，病竟痊愈。方义即葛根芩连汤合白虎汤。加蜈蚣、全蝎等虫类药物以弛缓神经，制止抽搐，如腹满，大便硬，可用大承气汤下其实热即愈。

【又按】仲景本节指出痉病之脉紧弦直上下行，以示与风之浮，寒之紧，湿之濡，暑之虚皆不相同，对早期辨证也有参考价值。

"胁下偏痛，发热，其脉紧弦，此寒也。以温药下之，宜大黄附子汤。"（《金匮要略·腹满寒疝宿食病脉证治·一五》）

此条乃寒实之邪壅结于胁下，阳气郁而不伸，故有胁下偏痛发热症状，由于寒实内结，所以当用温下法治疗。

脉弦紧为寒实内结，与脉弦紧阴寒凝聚的寒疝症相似。二者的差别在于寒实内结，宜用温下法以泻实，故宜大黄附子汤。

阴寒凝聚，宜用辛热以驱其寒，故宜大乌头煎。但从紧弦或弦紧的脉上，很难找出区别之点，必须与具体证候结合，才能无误。

【按】胁下偏痛、发热、脉紧弦，当是外寒内热，寒包火证，由于热为寒郁不得外伸，所以有发热的感觉。近人范文虎先生治疗乳蛾咽喉肿痛，以此方加元明粉、姜半夏、生甘草，效果颇佳。范氏认为本证不尽属火，乃寒包火证，以舌苔白，质微红及其他寒包火证象作为辨证标准。病与本节虽不同，理则无差。

"其脉数而紧乃弦，状如弓弦，按之不移；脉数而弦者，当下其寒，脉紧大而迟者，必心下坚；脉大而紧者，阳中有阴，可下之。"（《金匮要略·腹满寒疝宿食病脉证治·二〇》）

本节是阐明寒实凝结之脉象。脉来数而紧即是弦脉，弦脉主寒主痛。脉来数而绞转，则为紧脉，紧主寒实凝结，故可以用温下法以下其寒实。脉大为阳脉，紧大迟兼见，则是阳为阴遏寒实内结之症，故心下坚。大而紧也和大迟紧相同乃寒热积结之候，所以可以用大黄附子温下法以下其寒实。

【按】凡属寒实壅结之脉，多见沉紧，或沉迟而带紧束之状，总因寒邪阻遏气血受阻，"通则不痛，痛则不通"，故外则身痛，内则腹痛。笔者治疗此类寒实内结之症，尝用温脾汤，硝黄与附姜合用以下其寒，效果较著。有时亦喜用番杏叶与辛热药合用，也常收效，而且较稳妥。服温下药后，大便往往排出似猪油冻状物，乃寒积随便而下的征兆。但经验证明，寒积不同于实热燥屎等可以一下而愈。往往缠绵岁月，一时不容易荡除净尽。寒去则脉紧亦随之转变。所以《伤寒论》有"下利脉紧去必自愈"的记载。

紧沉脉

"……少阴脉紧而沉，紧则为痛，沉则为水，小便即难。脉得诸沉。当责有水，身体肿重。水病脉出者，死。"（《金匮要略·水气病脉证并治·九～一〇》）

少阴脉紧沉，和身体肿，小便难相结合，乃因于阳气衰微，三焦气化失常，壅遏不通，寒水不能下行，所以水湿泛滥而形成水肿病。

本节是属于阴水证。阴水主要是脾肾阳虚，土不制水，所以一般用温补脾肾之剂，如真武汤，金匮肾气丸等。纯属脾肾阳虚者，此类方固然可用。但《金匮要略》水气病，则无记载此类方的条文。考《金匮要略》记载："脉沉紧，小便不利"；"脉沉当责有水"；"沉则为水，紧则为寒"；"沉而迟，沉则为水，迟则为寒"等。皆泛指寒水泛滥，阳气壅遏不通，其本虽属阳虚，其标则属邪实。徒事温补，则阳气反而愈遏，不惟不能收功，反而耗伤阴分。前人沈明宗说："今人惟用肾气丸壅补其内，致阳气不宣，转补转壅，邪无出路，水肿日增，咳血而死者，不知凡几矣。"诚为经历有得之谈。笔者治疗此类水肿，尝服膺仲景"大气一转，其气乃散"一语，运用桂枝去芍药加麻辛附汤，或麻黄附子细辛汤，取其温经通阳，驱寒逐水，往往收到良好效果。凡水肿脉沉、迟、紧、微、手足厥寒、恶寒、面㿠便溏，舌滑润者，即可放胆使用。用此类方剂不必拘泥表证，方中麻黄细辛的药效不在于发汗，和附子合用，主要的目的在于通阳，阳气通，小便得利，汗亦出，则水肿随之消退。

【病案举例】

黄某，女性，35 岁，1953 年春季患水肿，服利尿药水肿消退，1 月余又复发，全身肿甚剧，服药又消退，月余又复肿如前，终难控制其发作。诊其脉沉而紧，四肢厥冷，面㿠少神，便溏完谷不化，头面四肢水肿不得卧，小便不利。症脉合参，当属阴水。以真武汤合茯苓导水汤，服药 2 剂，丝毫无效，乃改以通阳逐水法。

桂枝 10 克，麻黄 10 克，川附子 15 克，细辛 5 克，甘草 7.5克，生姜 15 克，大枣 4 枚。服药 2 剂后，小便增多，水肿逐渐消退，连服 6 剂后水肿全消，以后一直未发作。

近年来，笔者治疗慢性肾炎、水肿多例，以脉沉紧或沉迟，手足厥冷，小便不利，舌滑润为标志，属于阳气衰微，寒水壅遏不得下行，用此方皆效。

【按】 本节与"……寸口脉沉而紧，沉为水，紧为寒，沉紧相搏，结在关元。"病机相同。

伏　脉

"趺阳脉当伏，今反数，本自有热，消谷，小便数，今反小便不利，此欲作水。"（《金匮要略·水气病脉证并治·七》）

趺阳脉当伏，今反数，脉数当有热，消谷小便数，今反小便不利，为水热互结之证，与前节脉紧沉属寒水搏结者不同。

临证上每有水热互结而脉隐伏不出，所以提出"趺阳脉当伏"，和下节"热潜相搏名曰沉"，"热止相搏名曰伏"，"沉伏相搏名曰水"。都是水热内结之证。水热结聚，脉道壅闭，故脉搏伏匿不出。经过治疗，水气外达，脉象亦随之而出。水热内结除脉伏外，亦有腹胀，便闭，尿赤等实证。

【按】《素问·阴阳别论》谓："三阴结谓之水"，所以水气病的病本多为阳虚，本节水热互结的实证则为标实。在本虚标实，标急于本的情况下，可暂用下药以逐其水，如十枣汤，神祐丸之类。但亦属一时权宜之计，水去后仍须治本，以巩固疗效。

"夫水病人，目下有卧蚕，面目鲜泽，脉伏，其人消渴，病水腹大，小便不利，其脉沉绝者，有水，可下之。"（《金匮要略·水气病脉证并治·一一》）

脉伏和脉沉绝，都是脉伏匿不出，由于水湿内结，气血壅遏所致。目下卧蚕，面目鲜泽、消渴、腹大、小便不利，皆水湿内结之候，故宜下药以夺其水。

【按】面目鲜泽，小便不利，消渴，虽然是水病形成的外证，尚不能认为可下，必也腹大、便闭和脉伏，方是水湿内结之候，可下之，言必先下其水，水不去则温补无益，待水去后再议温补。笔者治此类证，往往采用旋泻旋补之法，即先用十枣、神祐之类，以泄其水，等水泻下后，再以参术之类以扶土，不然则泻药停，而水即起，终不能愈。亦可用攻补兼施法，如十枣汤与参术芪合用等。笔者曾用此法治疗肝硬化腹水颇效。

"病者脉伏，其人欲自利，利反快，虽利，心下续坚满，此为留饮欲去故也，甘遂半夏汤主之。"（《金匮要略·痰饮咳嗽病脉证治·一八》）

欲自利，利反快，可知乃留饮欲从下利而去的佳兆。但心下仍然坚满，脉伏不出，则是留饮依然结聚，病根未经拔除，所以用甘遂半夏汤以攻逐其饮。

张石顽曰："邪伏幽深，而脉伏不出者，虽与短脉之象有别，而气血壅滞之义则一。凡气郁血结，久痛及留饮、宿食、霍乱、大吐大利，每多沉伏，皆经脉阻滞，营卫不通之故。"由是观之，本节之脉伏，实由留饮内结，经脉阻滞所致，得利后，留饮去，脉即随之而出了。

【按】本节辨证要点，在心下续坚满和脉伏上，凡水气痰饮病腹满，心下满，必有坚硬，始为水饮结滞的根株。坚满须经过触诊，方能诊察得出，可见仲景对腹部触诊相当重视。下利而仍用攻下之药治之，此《内经》"通因通用"之义，和《伤寒论》十枣汤下利用攻泻药意义相同。也可意味着下利乃饮邪内结一个症状，但如果不辨证准确，必无如此胆识敢用甘遂、大戟一类剧烈的泻下药物。

虚　脉

"伤寒五六日，不结胸，腹濡，脉虚复厥者，不可下，此亡血，下之死。"（《伤寒论·辨厥阴病脉证并治·三四七》）

此为血虚致厥，举腹濡脉虚不结胸，以示与痰实壅结，阳气不通之厥有别，如三五五"病人手足厥冷，脉乍紧者，邪结在胸中，心下满而烦，饥不能食者，病在胸中，当须吐之，宜瓜蒂散"。脉虚对脉紧，腹濡对心下满，一为血虚，一为邪实，厥逆虽同，病机实异。

"夫男子平人，脉大为劳，极虚亦为劳。"（《金匮要略·血痹虚劳病脉证治·三》）

脉大外气盛有余，重按之则空豁，有近于芤，乃阴损于内，阳浮于外，外有余内不足的假象。极虚则比虚脉为甚，举之软弱无力，重按则欲绝。是精气内夺之候。所以二者皆为虚劳之脉。

【按】揭示大与虚为虚劳脉的总纲，对辨证论治具有重大的指导意义。临床上，虚劳病凡大脉或数脉，皆有内热骨蒸，一般应该运用滋阴药则收效，稍用温补，如参芪一类药则发热转剧症状加重。反之若脉虚则多无此症。用滋阴药无效，又必须以补气及扶阳药治疗。

"久咳数岁……其脉虚者，必苦冒。其人本有支饮在胸中故也。治属饮家。"（《金匮要略·痰饮咳嗽病脉证并治·三四》）

脉虚苦冒，以正气衰不能胜饮邪之上逆，故有头目冒眩的感觉，和心下有痰饮，其人苦冒眩病机相同。

虚沉弦脉

"男子脉虚沉弦，无寒热，短气里急，小便不利，面色白，时目瞑，兼衄。少腹满，此为劳，使之然。"（《金匮要略·血痹虚劳病脉证并治·五》）

此为阴阳气血俱虚之症。脉虚沉弦，谓脉来虚软中沉而带弦。弦为阴虚血虚，肺阴不足，肝阳亢逆，故目瞑时衄。虚为阳虚气虚，无以温煦，膀胱不能化气，故里急，小便不利，少腹满。《医宗金鉴》谓"上焦虚而血不荣，下焦虚而气不行"，上下阴阳气血俱虚，故出现以上的脉证，所以说此为劳使之然。

【按】临床遇此类脉证甚多，大多见于亡血症，如再生障碍性贫血即其一，脉来虚大而弦，往来无伦，按之空豁，由于气血衰竭，阴虚阳浮，故出现目瞑兼衄症状，病人常呻吟不安，自诉腹中拘急空虚难忍，即本节之"里急"症状。少腹满乃下焦阳虚的虚满，柔软喜按，面色白者，㿠白而夭，与一般色白者不同。

虚芤迟脉

"夫失精家，少腹弦急，阴头寒，目眩，发落，脉极虚芤迟，为清谷、亡血、失精。脉得诸芤动微紧，男子失精，女子梦交，桂枝龙骨牡蛎汤主之。"（《金匮要略·血痹虚劳病脉证并治·八》）

脉来浮大无力，按之中空而迟，谓之虚芤迟。多见于阴阳气血衰极之症，阴损及阳，气伤及血，阴阳气血之间，失去了互根的作用，则有遗精、发落、少腹眩急、下利清谷、目眩等症状。脉芤动微紧乃阴阳相搏，阴不涵阳，阳不摄阴，阴阳互不协调，故出现失精梦交诸症。

"男子平人，脉虚弱细微者，喜盗汗也。"（《金匮要略·血痹虚劳病脉证并治·九》）

此节亦阴阳俱虚之证。虚弱微为阳虚，细主阴虚，"阴在内，阳之守也，阳在外，阴之使也。"阴阳俱虚则外不能固内不能守，外表虽无病态，乃脉病人不病。验其症，必喜盗汗。

【按】本节脉虚细微虽亦主阴阳俱虚之候。但比较极虚芤迟，则较轻。虚大芤迟则是阴阳耗伤已极，孤阳有外脱的现象，凡见这类脉多主阴精已高度亏竭，所以一般预后皆不佳，临床上见之甚多。弱细微是阴阳俱虚，无孤阳浮越的现象，所以用一般扶阳气益阴血的药就可以收效。但上述芤大脉，仅限于劳症，其他失血症则尚可治愈。

【病案举例】

刘某，女性，44岁，患血崩2月余不止，面色㿠白，心悸怔忡不已，不能平卧，舌唇淡白，脉形阔大无伦，按之中空。先按血脱益气之法，以大剂当归补血汤2剂，未效，又以归脾补中益气之类，皆不收效，且增烦躁不安。忽忆徐灵胎曰："脱血后脉宜静反见洪大者，气亦外脱也。"气脱者必须敛气为主，徒补无益，随拟方：山萸肉50克，煅龙骨90克，煅牡蛎30克，五味子10克，党参30克，棕炭15克，甘草7.5克。

服药1剂后，月经渐少，怔忡稍减，脉形已缩，连服6剂，竟完全治愈。自此以后，凡遇内伤症状，脉形阔大中空无论者，皆仿"脱者收之"之意，运用龙牡、山萸肉、人参一类药物，脉形即渐缩小，症状顿除，纯用补药反不收效。但只限于一般内伤症。对虚劳症则收效较差。再生障碍性贫血见此脉者，则多难收效。

【按】仲景脉法，常有诸脉并举，如"极虚芤迟"、"芤迟"、"芤动微紧"等，这是三到四种脉兼见的例子，切脉时有一脉出现，也有几种脉兼见。所以医者对各种脉的形态必须谙熟，否则必将得此失彼之误。那么对诊候病机也不能全面。如上节的"极虚芤迟"，形容脉虚大中空而往来迟，和"芤动微紧"，都不是单纯的一种或二种脉所能概括，如果不细心而又不熟练，是难以做到的。

实　脉

"病人烦热，汗出则解，又如疟状，日晡所发热者，属阳明也，脉实者宜下之，脉浮虚者宜发汗，下之宜大承气扬，发汗宜桂枝汤。"（《伤寒论·辨阳明病脉证并治·二四○》）

烦热如属表证，必有恶寒脉浮证候，可以发汗则愈，如日晡定时发热，脉实则属阳明实热内结，宜用大承气汤以泻其实热。

《李濒湖脉学》谓实脉乃阳火郁成，主发狂谵语，大便不通等，应知与洪大脉还有不尽相同之处，洪大尚有虚证，实脉则无有不属实者。

【按】辨阳明与太阳之热，一方脉的实和浮不同，另方热的性质也有别，太阳表证，翕翕发热，热在皮毛，阳明里证蒸蒸发热，热自内发。

"伤寒下利，日十余行，脉反实者死。"（《伤寒论·辨厥阴病脉证并治·三六九》）

本节所指是虚寒性下利，日十余行，脉象应微弱，为邪衰正衰，脉症相应，故病当愈。若热实下利，脉见滑实，为邪实正盛，亦证脉相应，故虽不能即止，俟邪衰则必愈。所怕的是虚寒性下利，一日十余行，脉象反见实大，毫无胃气，乃证脉不符，正虚邪实则为危候。

"久咳数岁，其脉弱者可治；实大数者死；其脉虚者必苦冒。其人本有支饮在胸中故也。治属饮家。"（《金匮要略·痰饮咳嗽病脉证治·三四》）

凡痰饮病，皆属阳虚，弱亦阳虚之脉，正虚邪虚，脉证相符，易接受温药治疗，故曰可治。如苓桂术甘汤之类。反之如脉象见实大数之类，乃阴分亦耗，邪热亢盛，邪热与伏饮相互杂糅，温药化饮则碍阴，凉润药滋阴又助饮，邪盛正虚故为难治。

【按】笔者治疗肺气肿，支气管哮喘病甚多，凡脉象见数大实之类，预后皆不佳。

【病案举例】

案1　蔡某，肺气肿，喘不得卧，脉数躁，翌日即亡。但较轻者，治疗得当，虽不能根治，亦可解除暂时之危，延长寿命。本症之见实大数脉，实因肾虚不能摄纳，元阳上浮所致。所以根蒂虚于下乃病之本，痰热扰于上为痰之标，若执实大数而认为实热，误投攻下，则下元愈虚，在上之痰热必随之愈盛。治疗此症，多以补肾纳气，清润芳化之法，标本兼顾，收效显著。

案2　陈某，男性，53岁。素有咳喘症，遇冷则发。1962年冬感冒后，病又发作，绵延3月余不愈。病情日剧，咳嗽，痰涎稠粘，胶固难出，喘不得卧，已数昼夜，喉中痰声作响，小便失禁，两下肢酸软无力，面色晦暗，舌苔厚浊，脉象数而弦，重按无力，两尺脉尤甚。曾经中西医屡治不效，中药多为清肺豁痰、理气一类药物，效果不显著。眠食俱废，热势危笃。思其脉大而空豁，小便遗而不知，两腿痿软乃肾元下虚之候。稠痰胶固，咳喘不得卧，舌苔厚腻，为痰热阻肺所致。肺为气之主，肾为气之根，肺为痰阻则失清肃而不下行，肾元虚衰，则气无依附而上越，本虚标实，相互影响，此病之所以难愈也。因以补肾以纳气归根，润肺化痰以使清肃下行，补肾又须防温以助肺热，润肺又须防寒以损肾元，处方：山萸肉 15 克，枸杞子 15 克，五味子 10 克，苁蓉 15 克，芦根 25 克，茅根 20 克，麦冬 15 克，紫菀 15 克，山药 15 克，苏子 10 克，杷叶 15 克，杏仁 10 克，甘草 7.5 克。

服药 2 剂后，咳嗽喘息大减，连续服药 20 余剂症状基本消失，脉象虽弦已无数大之象，病根虽未除，但病人转危为安，获得了缓解。

滑　脉

"伤寒脉滑而厥者，里有热，白虎汤主之。"（《伤寒论·辨厥阴病脉证并治·三五〇》）

脉滑而厥，是邪热内蕴，阳气反不达于四肢所致。和三三五条"……热深者，厥亦深，热微者，厥亦微"的病机是一致的。辨别热厥与寒厥，除了脉象以外，二便、舌苔也很重要，如寒厥者，大便多溏，小便清长，舌滑润，热厥者，大便多坚硬，小便赤，舌燥无津。症脉全面参考，自不致误。

"下利脉反滑者，当有所去，下乃愈，宜大承气汤。"（《金匮要略·呕吐哕下利病证治·三九》）

"阳明少阳合病，必下利……脉滑而数者，有宿食也，当下之，宜大承气汤。"（《伤寒论·辨阳明病脉证并治·二五六》）

"脉数而滑者，实也，此有宿食，下之愈，宜大承气汤。"（《金匮要略·腹满寒疝宿食病脉证治·二二》）

以上三节意义相同，都是有宿食的脉，但诊察宿食除了切脉以外，腹及舌诊更为重要。如腹多胀满拒按，舌苔多黄浊垢腻等。

【按】宿食证用大承气汤硝黄以下之，固然为正治，然必验之于舌，舌根黄垢，宿滞积于肠中，日晡发热，用此方则必效。有新停之积，嗳腐吞酸，用下药反不能愈。宜用消导之剂，如厚朴、枳实、山楂、神曲、麦芽、鸡内金、陈皮、莱菔子之类。服后陈宿顺流而下，病即霍然。

"少阴脉滑而数者，阴中即生疮，阴中蚀疮烂者，狼牙汤洗之。"（《金匮要略·妇人杂病脉证并治·二一》）

少阴脉滑数，乃湿热之毒注于阴中。曹颖甫说："脉滑而数，属下焦湿热，湿热注于下焦，或为淋带，或为太阳蓄血，犹未可定为阴蚀也，惟阴中痒痛腐烂，乃可决定为阴中生疮。……治用狼牙汤洗之，以燥湿清热。"

涩 脉

"下利，寸脉反浮数，尺中自涩者，必圊脓血。"（《金匮要略·呕吐下哕利病脉证治·三二》）

下利寸脉浮，为热邪盛，尺中自涩为营分伤，热邪迫营分所以便脓血。《伤寒论》三七一条"热利下重者，白头翁汤主之"和三六七条"下利脉数而渴者令自愈，设不差，必圊脓血"与本节病机皆相同，可相互参考。

"二阳并病……若发汗不彻，不足言，阳气怫郁不得越，当汗不汗，其人躁烦，不知痛处，乍在腹中，乍在四肢……以汗出不彻故也，更发汗则愈，何以知汗出不彻，以脉涩故知也。"（《伤寒论·辨太阳病脉证并治中·四八》）

汗出不彻，而见脉涩，以营卫流行不畅，阳气怫郁不得外达所致。病人有一种乍在腹中，乍在四肢，游走的感觉，也是上述原因之故。必营卫通，汗出彻乃愈。

本节的脉涩，是表气受阻，宿食的脉涩是里气受阻，都是属于实的范围，所以指下隐隐有力，与血虚脉涩者，指下无力是不同的。

涩弦脉

"伤寒阳脉涩，阴脉弦，法当腹中急痛，先与小建中汤，不差者，小柴胡汤主之。"（《伤寒论·辨太阳病脉症并治中·一○○》）

阳脉阴脉指浮取沉取，脉浮取见涩，沉取见弦，涩主阴盛，因知此腹痛，恐属血寒虚痛，应予小建中汤治疗。但弦又为肝气盛，涩又主脾阴伤，因此又恐为木盛乘土。所以前药不效，则以小柴胡汤疏达肝气以散邪。

【按】中医临证中，常有如此情况，医者虽竭尽覃思，亦难得出确切的结论，只有在一定的范围内，从药效上反过来证明其疾病的机制。即以药测证。毫无疑问，是辨证论治的不足之处，需引起我们的注意。

涩小脉

"盛人脉涩小，短气，自汗出，历节痛不可屈伸，此皆饮酒，汗出当风所致。"（《金匮要略·中风历节病脉证并治·七》）

盛人形盛于外，气怯于内，湿气著于经络，营卫循行不利，故脉涩小。由于气怯湿盛，肌腠空豁，卫外不固，易召外邪侵袭，所以饮酒汗出当风，即形成历节痛了。

【按】盛人外盛中虚湿盛，为本病的内在因素，脉涩小，短气自汗，都是它反映于外部的征象。又加饮酒当风的外因，风湿相搏，内外合邪，就形成了本病。由此看来，机体的内在因素，是构成疾病的主要因素，外邪是通过内因而发病，如不具备中虚湿盛的条件，单独的饮酒当风是不会构成本病的。

大　脉

"伤寒三日，阳明脉大。"（《伤寒论·辨阳明病脉证并治·一八六》）

伤寒邪入阳明，去表入里，邪热亢盛，故脉大。太阳邪在表，故脉浮，少阳邪在半表半里，正邪互为进退，故脉弦。从三阳脉的不同，也可部分反映正邪消长的情况，对指导辨证有一定的帮助。

【按】阳明邪热亢盛的脉大，是大而有力，和虚劳亡血类的脉大，大而无力、无伦，或空豁者，都不相同。

"下利……脉大者，为未止……"（《金匮要略·呕吐哕下利病脉证治·二五》）

下利脉大为邪气亢盛，所以为未止。此类下利多属热利。《内经》谓"暴注下迫"。脉多大滑，待肠内容物排除净尽，则脉亦随之转弱，下利即止。

"湿家病身疼发热，面黄而喘，头痛鼻塞而烦，其脉大，自能饮食，腹中和无病，病在头中寒湿，故鼻塞，内药鼻中则愈。"（《金匮要略·痉湿暍病脉证治·一九》）

此节脉大为湿邪在上在表之候。但据经验，凡湿邪的脉多见缓象。伴有热邪则脉多大而缓。如湿毒一类症，一般脉多见大而缓，用当归拈痛汤一类药，颇为有效。本节之面黄，身疼发热，头痛，鼻塞等，恐为湿热症，必大而缓，方符合病机。

【按】身疼发热，头痛鼻塞，虽然是湿气在表在上的现象，但里湿也有同样的证候出现，原文中提出了自能饮食，腹中和无病，就排除了里湿的可能性。所以在辨证中，阳性症状固然重要，与阳性有关的阴性症状，也同样重要，把他们联系起来，进行分析，才能得出正确的诊断。

"人年五六十，其病脉大者，痹侠背行，若肠鸣，马刀侠瘿者，皆为劳得之。"（《金匮要略·血痹虚劳病脉证并治·一〇》）

若年五六十，痹侠背行，脉大，是风气为病，不是虚劳病。若肠鸣、马刀，侠瘿三病而见脉大，则是劳症。

【按】年五十以上的人，脉形阔大，为精气内衰，脊背有麻木感，称之为风气。但此风气，是内风，非外来之风。如"虚劳诸不足，风气百疾，薯蓣丸主之"便是。由于气血虚衰，百脉空虚，内风丛生，自然也易召外风，内外风相扇，形成风疾。所以年龄高者多此疾。笔者在哈尔滨市敬老院诊察了动脉硬化老人四十例，无一例脉形不阔大者。大多兼弦硬少胃气，同时有脊背麻木及四肢麻木诸症状。中医辨证为肝肾不足，血不营筋，内风之证。因此联想到本节"人年五六十其脉大，痹侠皆行"，是否概括动脉硬化病在内的问题，提出来供作参考。

洪大脉

"服桂枝汤，大汗出，脉洪大者，与桂枝汤，如前法，若形似疟，一日再发者，汗出必解，宜桂枝二麻黄一汤。"（《伤寒论·辨太阳病脉证并治上·二五》）

服桂枝汤后，大汗出，脉洪大，无大热烦渴，知非阳明热盛，仍为表邪不解，考虑恐服桂枝汤不如法，仍以桂枝汤依法服得微汗，则邪自解。

"服桂枝汤，大汗出，大烦渴不解，脉洪大者，白虎加人参汤主之。"（《伤寒论·辨太阳病脉证并治上·二六》）

脉洪大，大汗出，大烦渴不解，为阳明热盛伤津之证，与前节风邪在表者不同。两证皆脉洪大、大汗出。桂枝汤证为风邪在表，白虎加人参汤证为热盛于里，所以后者必有身热躁烦，口渴引饮之症，前者则无，再参考舌苔、二便，自然不难鉴别。

"问曰：病腹满有虫，其脉何以别之？师曰：腹中痛，其脉当沉若弦，反洪大，故有蛔虫。"（《金匮要略·趺蹶手指臂肿转筋阴狐疝蛔虫病脉证治·五》）

沉弦主寒主痛，故腹中痛，其脉反见洪大，乃蛔动所致。但必须结合吐蛔，心腹痛，吐涎等症。如"……蛔虫之为病，令人吐涎，心痛发作有时，毒药不止，甘草粉蜜汤主之。"必脉症悉具，方可决其为蛔虫证。

【按】蛔虫通常依附于空肠，或十二指肠，静止不动，有时发生扰动，能引起消化系统一系列症状。腹痛吐涎，吐蛔等，都是蛔虫扰动所产生的症状。蛔虫扰动，脉象相应的洪大，为与寒性腹痛鉴别的要点。《伤寒论·厥阴篇》有蛔厥证"……蛔厥者，其人当自吐蛔，今病者静，而复时烦者，此为藏寒，蛔上入膈故烦，须臾复止，得食而呕，又烦者，蛔闻食臭出，其人当吐蛔，蛔厥者，乌梅丸主之"。这是对蛔虫扰动所产生一系列症状的具体描述，与本节联系起来相互印证，更较全面。

【又】丹溪曰："大、洪之别名，病内伤者，阴虚为阳所乘，故脉大，当作虚治。外感者，邪客于经脉亦大，当于邪胜治之。"丹溪用外感内伤阐述大脉的属实属虚，善于抓住要领。伤寒阳明病的脉大，则为邪热亢盛，虚劳的脉大，又为内伤不足，近人恽铁樵也说："……脉洪大，外面则见种种不足之症，乃假有余之证也。"还有伤寒戴阳证，下焦无根之阳，尽浮越于上，病人面赤咽干口燥，脉亦见洪大，但不任重按，指下用力则豁然。因此若见脉洪大，便不分情况认为是实证，那就大错特错了。

结　脉

"脉按之来缓，时一止复来者，名曰结。又脉来动而中止，

141

更来小数，中有还者反动，名曰结阴也……"（《伤寒论·辨太阳病脉证并治·一七八》）

本节阐明结脉的形态。脉来缓慢时一止复来者，名曰结；脉来时有中止，形小而急速，中有还者，也是结脉。

滑伯仁曰："结为阴独胜而阳不能入也，为积聚，为七情所郁，为寒邪滞经，沉结为积气在内，先以气寒脉缓，而气、血、痰、饮、食五者，一有留滞于其间，则为结。"

【按】滑伯仁氏提出气、血、痰、饮、食五者，一有留滞，则现结脉，是属实者，亦有因气虚血涩而现结脉者，如"……脉结代，心动悸，炙甘草汤主之"。就是典型例证。伤寒阳明腑实躁屎内结，亦往往出现结脉和迟脉，则是由于腑实内结，气血壅遏所致。

【病案举例】

单某，男性，50岁，患伤寒发热不退，神昏谵语，曾住院治疗无效。诊其脉沉缓之中有歇止之象，问其家人大便情况，答以泻水，心甚怀疑，细诘之，所下虽稀水则奇臭异常，诊腹则脐部坚硬而拒按，恍然有悟，此乃阳明腑证，燥屎内结，热结旁流也，因予大承气汤1剂，下燥屎甚多，发热及谵语皆退，脉搏已起，后经调理2月余，恢复如常人。

代　脉

"脉来动而中止，不能自还，因而复动者，名曰代阴也，得此脉者，必难治。"（《伤寒论·辨太阳病脉证并治下·一七八》）

代脉是脉来歇止，良久始复动，不似结脉歇止及时又动，凡见此脉，多是气血衰惫已极，故曰难治。但若妇人怀胎三月，或七情太过，或跌扑重伤、风象痛象，皆一时气血不续，脉来更代，尚不能认为是危候。

"伤寒脉结代，心动悸，炙甘草汤主之。"（《伤寒论·辨太阳病脉证并治下·一七七》）

本节的脉结代，心动悸，是气血不足，脉不续行所致。炙甘草汤通阳益阴，补血复脉，故为正治。若因痰食宿瘀阻滞，脉来歇止，必须驱除邪实，邪去则脉自恢复。

促　脉

"太阳病，下之后，脉促胸满者，桂枝去芍药汤主之。"（《伤寒论·辨太阳病脉证并治上·二一》）

脉来数时一止复来者，名曰促。促脉一般主阳盛之证。但本条的促脉病机却不同。因太阳病误下后，阳气被遏，不得通利，有欲伸不能之势。所以用桂枝汤去芍药之酸敛，取辛温以通阳达表，则脉自得伸了。

【按】阳气盛的脉促，应指有力，本节脉促应指无力，所以宜以辛温以通阳达表。

"太阳病，桂枝证，医反下之，利遂不止，脉促者，表未解也，喘而汗出者，葛根黄芩黄连汤主之。"（《伤寒论·辨太阳病脉证并治中·三四》）

太阳病，表不解，误下后，邪热内陷，下利不止，但正气强盛，邪气未尽传里，犹有余力鼓邪外出，脉来故急数之中带有歇止之象。

本节和前节虽然同是促脉，前节是误下后，邪气内陷，阻遏不伸，无热，故脉促无力，宜辛温以通阳。本节是邪气内陷，而热邪亢盛，故喘、汗、下利，脉急促有力，宜葛根芩连汤以解表清里，两者却不相同。

【按】临证上屡见外感病，误用泻药后，表邪内陷，脉来不匀，即本节促脉之义，病人时热，时无热，下利，恰恰说明，正邪之一进一退，邪气有欲出之机括。此时若一味用凉遏之药，则必导致邪气愈陷。所谓"一逆尚引日，再逆促命期"，必以解表达表为主，辅以苦寒，因势利导，使邪气外达，则无不愈者。

"伤寒脉促，手足厥逆者，可灸之。"（《伤寒论·辨厥阴病脉证并治·三四九》）

手足厥逆而见脉促，由于阴邪太盛，孤阳不守，脉来虚数而促，非结促之促，乃短促之促，即阳气穷促之意。所以用灸法以通阳助阳。

【按】以上三节促脉主病各不相同，必须对形成脉促的病机了然于胸，才不致为之所惑。

革　脉

"脉弦而大，弦则为减，大则为芤，减则为寒，芤则为虚，虚寒相搏，此名为革，妇人则半产漏下，男子则亡血失精。"（《金匮要略·血痹虚劳病脉证并治·二二》）

本文三见于《金匮要略》一书，其中一见于《血痹虚劳》篇，一见于《惊悸吐衄下血胸满瘀血》篇，一见于《妇人杂病》篇。指出革脉包括弦大两象，弦脉按之不移，大脉洪大有力，如弦脉按之减弱，大脉按之中空，"弦大中空"，即为革脉，此乃形容革脉的形态。革脉主病，在男子亡血失精，在女子则半产漏下。

【按】再生障碍性贫血及白血病，尝见此类脉，脉形阔大，按之中空，为严重贫血征象。

弱　脉

"形作伤寒，其脉不弦紧而弱，弱者必渴，被火必谵语，弱

者发热脉浮，解之当汗出愈。"（《伤寒论·辨太阳病脉证并治中·一一三》）

伤寒则脉弦紧，脉不弦紧而弱，则是阴血不足，所以必渴。弱者发热，是指阴虚发热，如被火则益加躁烦，必发谵语。因此脉弱是指阴液不足和渴、热结合，应属温热病。温热伤津之证，再加以火，必发谵语，温病脉浮解之，应解以辛凉，麻桂辛温之药是绝对禁忌的。

【按】本节脉弱，必弱而兼数，方符合阴虚发热的机制。否则纯属虚证，则但弱无热，与弱则发热，被火谵语，皆有矛盾。

"得病二三日，脉弱，无太阳柴胡证，烦躁心下硬，至四五日虽能食，以小承气汤，少少微和之，令小安……"（《伤寒论·辨阳明病脉证并治·二五一》）

烦躁心下硬，既无太阳证，又无少阳证，似乎可攻，但脉弱正气已虚，攻下恐有伤正气，所以只用小量的承气汤以泄热。

【按】后世的黄龙汤，于承气汤中加人参以扶正，扶正逐邪，两面兼顾，可扩充本法的应用。

"太阴为病，脉弱，其人续自便利，设当行大黄芍药者，宜减之，以其人胃气弱，易动故也。"（《伤寒论·辨太阴病脉证并治·二八〇》）

太阴病脉弱，为中气虚寒的现象，必有自利等症。虽有大黄芍药症，如腹满实痛等，也应减小其量，因酸寒苦泄之药，损伤脾胃阳气，所以应慎用。

"呕而脉弱，大便复利，身有微热，见厥者难治，四逆汤主之。"（《伤寒论·辨厥阴病脉证并治·三七七》）

呕而脉弱，是阳气衰微，阴寒上逆的现象，阴寒盛极，孤阳浮越于外，所以身微热而厥。

弱涩脉

"少阴病脉微，不可发汗，亡阳故也，阳已虚，尺脉弱涩者，复不可下之。"（《伤寒论·辨少阴病脉证并治·二八六》）

少阴病，脉微阳虚，不可发汗，以蹈虚虚之戒。尺部脉弱涩，为阴血不足，虽有便秘，亦不可妄用攻下药，以伤其阴。

【按】仲景本节，亦是用尺脉以候下焦之一例。脉弱涩乃阴液不足，和"……趺阳脉浮而涩，浮则胃气强，涩则小便数……"脾约证的涩主阴液不足，及阳明二一四条"……脉微涩者，里虚也，不可更与承气汤"同出一理，可以互相参阅。

第七章　二十七部脉脉象及主病

浮　脉

【脉象】

浮者，脉在肉上行也。(《难经·十八难》)

浮脉，举之有余，按之不足。(《脉经·脉形状指下秘诀》)

浮脉者，按之稍减而不空，举之泛泛而流利。(《诊宗三昧·师传三十二则》)

浮脉法天，轻手可得，泛泛在上，如水漂木。(《脉诀》)

如微风吹鸟背上毛，厌厌聂聂，如循榆荚……(《濒湖脉学引征素问·平人气象论》)

浮脉轻取即得，按之稍减弱而不中空，即《诊宗三昧》所载："按之稍减而不空，举之泛泛而流利。"

【鉴别】

浮脉与芤、虚、濡、洪四脉之鉴别。

浮脉：举之有余，按之稍弱；芤脉：浮大中空，有边无中，如捻葱叶；虚脉：浮大迟软无力；濡脉：浮而按之柔软而细；洪脉：浮取有力，按之不减，拍拍而浮。

【主病】

(1) 浮主表证

浮紧或浮而有力，头痛项强恶寒等为伤寒表实证。

浮缓或浮而无力，自汗发热恶风鼻塞等为中风表虚证。亦主风湿。

浮数发热口渴为温病，或风热病。

浮虚无力身热汗出见之于夏月为伤暑。

浮滑头面身肿小便不利，恶风骨节痛为风水。亦主痰热。

（2）浮主虚证

杂病浮而无力，为气血虚弱，精亏血脱。

浮芤，为失血，多见于血虚脱血。

浮短，为气虚，常见于中气不足等病。

浮散，为劳极气血衰败。

浮洪，为阴亏阳浮虚热诸病。

浮大，主风热夹饮，亦主阴亏阳浮肾虚不能摄纳。

浮弦，主痰饮咳逆。

浮濡，主阴虚，亡血。又主伤湿。

浮涩，主伤血。

【三部主病】

寸脉浮主风痰聚于胸膈；右寸脉浮主风寒头痛，咳嗽气喘等症；左寸脉浮主心阳上升，心烦不眠等症。

关脉浮主肝旺脾虚，腹胀肝气痛等症。

尺脉浮主肾虚腰酸头晕，或小便不利，女子月事不利等。

沉　脉

【脉象】

沉脉，举之不足，按之有余。（《脉经·脉形状指下秘诀》）

沉脉者，轻取不应，重按乃得，举指减小，更按益力，纵之不即应指。（《诊宗三昧·师传三十二》）

沉脉如绵裹砂，内刚外柔，如石投水，必极其底。（《濒湖脉学》）

沉之为义，如石之沉水底也，其脉近在筋骨，非重按不可得，有深深下沉之势。（《脉诀汇辨》）

沉脉轻取不应，必按之中部始应指，再重按之乃有力，为取沉脉之法。

【鉴别】

沉脉：中取即得，重按有力；伏脉：中取无，必重按至筋骨始得；弱脉：沉细而软；牢脉：沉弦大而有力。

【主病】

沉主里证：沉而有力多为寒食痰积滞或瘀血之证，沉而无力为阳气衰微或气郁不伸等证。

沉迟，为里寒，主腹痛腹满呕吐下利诸症。

沉数，为里热。

沉滑，主痰食。

沉涩，主血少，有力为积血。

沉弱，主气血虚。

沉牢，主痼冷，冷积。

沉紧，主冷痛。

沉缓，主阳虚湿盛。

【三部主病】

寸脉沉主痰郁水停于胸膈，或主胸阳衰寒气痹阻，胸痹心痛等证。

关脉沉主脾胃寒，中满痛，或气郁不伸等证。

尺脉沉主腰痛，白浊，遗尿，阳痿，泄痢，肾阳虚衰诸证。

迟　脉

【脉象】

迟脉呼吸三至，去来极迟。（《脉经·脉形状指下秘诀》）

迟脉属阴，象为不及，往来迟缓，三至一息。（《脉诀汇辨》）

呼吸定息，不及四至，而举按皆迟。（《诊宗三昧·师传三十二则》）

【鉴别】

迟脉与缓、涩、虚三脉之鉴别。

迟脉一息三至；缓脉比迟脉稍快（一息四至），应指和缓均匀；涩脉迟而细小无力，应指往来不流利，虚脉迟而浮大按之软。

【主病】

（1）主阳气衰阴寒盛诸证，如积寒，腹满痛，痰饮，飧泄，症结等。

（2）主营血不足血虚证。

（3）主邪聚热结之证。

【兼脉主病】

浮迟表寒；沉迟里寒；迟涩血虚；迟滑痰饮；迟细气血虚；迟而滑大为风痰顽痹；迟而有力为热实壅结隧道。

【三部主病】

寸迟主胸痹心痛，肺寒吐涎沫；关迟脾胃寒腹满吐酸，或肝郁阳气不伸；尺迟主溲频遗浊或飧泄。

数　　脉

【脉象】

数脉去来促急。（《脉经·脉形状指下秘诀》）

一息六至过平脉两至也。（《诊家枢要·脉阴阳类成》）

呼吸定息六至以上，而应指急数。（《诊宗三昧·师传三十二则》）

数之为义，躁急而不能中和也。（《脉诀汇辨》）

【鉴别】

数脉与紧、促、动三脉之鉴别。

数脉一息六至，来势急促；紧脉来势紧急，绷急，兼有绞转之形，左右弹人手；促脉脉数急促有歇止；动脉脉数急促独显于关部。

【主病】

（1）数而有力主阳盛，外邪寒热，烦躁郁热痈疡等。

（2）数而无力主阴虚劳热。

【三部主病】

寸数主心烦喘咳肺痈；关数肝胆火旺，胃热；尺数淋闭遗浊下血。

【兼脉主病】

浮数为外邪表热，沉数为里热；数实为实数；数虚为虚热；数细为阴虚劳热，数洪为热炽或疮疡；数而滑实为痰火；数而芤为亡血。

滑 脉

【脉象】

滑脉往来前却，流利辗转，替替然，与数相似。（《脉经·脉形指下秘诀》）

滑，不涩也，往来流利，如盘走珠，不进不退。（《诊家枢要》）

滑者，往来流利而不涩滞也，故如盘中之走珠，荷叶之承露，形容其旋转轻脱之状。（《脉诀汇辨》）

漉漉如欲脱。（《濒湖脉学》）

【鉴别】

滑脉与数、动二脉鉴别。

滑，脉往来流利辗转，如珠走盘，数脉一息六至，应指急数，不似滑脉之往来流利，动脉无头尾如豆大厥厥动摇，与滑脉圆滑流利不同。

【主病】

（1）滑而有力为阳气盛，主呕逆，咳嗽，宿食，伏痰中满，蓄血，妇女经停妊娠等。

（2）滑而无力为元气不足不能统摄阴火，主阴虚、血热诸病。

【三部主病】

寸脉滑主胸膈痰热，呕吐吞酸，舌强咳嗽等；关脉滑主宿食不化，肝热头眩等，尺脉滑主淋涩尿赤，癫疝，溺血经郁，或见于妊娠。

【兼脉主病】

浮滑主表热风痰；沉滑主里热痰食，滑数主痰火、宿食、胃热；滑短主气滞；滑而浮大主膀胱火炽淋痛诸病，滑而冲和多见于妊妇，亦主平人无病之脉。

涩　脉

【脉象】

涩脉，细而迟，往来难，且散，或一止复来。（《脉经·脉形状指下秘诀》）

涩脉者，指下涩滞不前，内经谓之参伍不调，叔和喻以轻刀刮竹，通真子譬之如雨沾沙，长沙又以泻漆之绝，比拟虽殊，其义则一。（《诊宗三昧·师传三十二则》）

如病蚕食叶。（《濒湖脉学》）

涩者不流利之义，《素问·三部九候篇》曰："参伍不调者病。"谓其凝滞而至数不和匀也。《脉诀》以轻刀刮竹为喻者，刀刮竹则阻滞而不滑也，通真子以如雨沾沙为喻者，谓雨沾金石则滑而流利，雨沾沙土则涩而不流也，时珍以病蚕食叶为喻者，谓其迟慢而艰难也。（《脉诀汇辨》）

【鉴别】

涩脉与微脉、细脉、濡脉、迟脉鉴别。

涩脉指下滞滞往来不流利；微脉指下似有似无往来软弱，细脉细减如丝，濡脉来去绵软，但不滞滞，迟脉指下迟缓。

【主病】

（1）主营血亏少，男子伤精，女子失血，胸痹心痛，津亏不能濡润经络血痹拘挛，反胃，自汗，少气下利等。

（2）主痰食胶固，脉道阻滞，宿食，疝瘕诸症。

【三部主病】

寸涩主胸痹心痛，关涩主脾胃虚，胁胀气滞；尺涩主肠结便秘，精伤胎漏，肠风下血，淋浊等。

【兼脉主病】

涩而弦为气郁，涩而结为血滞，涩而弱为气虚；涩而微主血虚，涩而细主津亏，涩而沉有力带数主痼热。

虚 脉

【脉象】

虚脉，迟大而软，按之不足，隐指豁豁然空。（《脉经·脉形状指下秘诀》）

虚脉者，指下虚大而软，如循鸡羽之状，中取重按，皆弱而少力，久按仍不乞根。（《诊宗三昧·师传三十二则》）

虚合四形，浮大迟软，及手寻按几不可见。（《四言脉诀》）

虚之为义，中空不足之象，专以软而无力得名者也。（《脉诀汇辨》）

【鉴别】

虚脉，指下迟大重按软而无力；芤脉浮大稍重按中空如捻慈葱边实中空；散脉轻取虚大，稍重按散漫无根，重按久按绝不可得。

【主病】

气血俱虚，伤暑自汗气怯，惊悸怔忡，食不化等。

【三部主病】

左寸虚心悸怔忡，右寸虚自汗气怯喘促；左关虚血不营筋，右关虚脾阳虚胀满食不化；左尺虚腰膝痿痹，右尺虚阳衰肾虚。

【兼脉主病】

虚浮主气虚；虚而涩主血虚；虚而数为阴虚；虚而迟为阳虚；虚而软为自汗；虚而小为痿痹，脚疼。

实　脉

【脉象】

实脉大而长，微强，按之隐指，愊愊然。(《脉经·脉形状指下秘诀》)

所谓脉长大微强，说明脉虽实而仍有和缓之意。(《脉诊选要》)

实脉有力，长大而坚，应指愊愊，三候皆然。(《四言脉诀》)

实为邪盛有余之象，既大而且兼长，既长而且有力，既长大有力而且浮中沉三候皆然。(《脉诀汇辨》)

【鉴别】

实脉与紧脉、牢脉之鉴别。

实脉浮沉应指强劲有力；紧脉，脉来紧急如绞转绳索，左右弹人指；牢脉，脉来实大微弦而长。

【主病】

阳热邪盛郁积，大邪大热，大积大聚，阳毒咽痛，便难。

【三部主病】

寸实主头面发热或咽喉疼痛，胸膈热盛等症；关实主脾胃热滞，腹满痛等；尺实主腰痛，腹痛，便秘，下焦实热壅盛等。

【兼脉主病】

实而浮大为外感风寒暑湿；实沉为饮食积聚；洪实为火邪盛；实沉而弦为寒邪内积；实而数多主痈疡。

长 脉

【脉象】

长脉不大不小，迢迢自若，如循长竿末梢为平；如引绳，如循长竿为病。(《濒湖脉学》)

长竿之末梢，长而和缓，是有胃气之脉，故为平。如引绳，如循长竿，则硬满不柔，即为有病之脉。(《脉诊选要》)

长而和缓，即合春生之气，而为健旺之证，长而硬满，即为火亢之形，而为疾病之应也。(《诊家正眼》)

【鉴别】

长脉与弦脉之鉴别。

长脉指下迢迢过于本位，三部皆然；弦脉如张弓弦，但不过于本位。

【主病】

主里热炽盛，三焦烦热，阳明热结，阳毒内蕴等。

【三部主病】

左寸长，心火旺；右寸长，胸满气逆。左关长，肝火旺；右关长，脾气实。左尺长，相火上炎；右尺长，奔豚疝气。

【兼脉主病】

浮长为外感热盛；长洪为壮热癫狂；长而沉细为积；长滑为痰热；长濡为伤酒或冷；长弦为肝病。

短 脉

【脉象】

短脉，指下按之不及本位。(《脉诀》)

短脉者，尺寸俱短，而不及本位。(《诊宗三昧》)

短脉涩小，首尾俱俯，中间突起，不能满部。(《四言脉诀》)

短之为象，两头沉下，而中间独浮。(《脉诀汇辨》)

【鉴别】

短脉与涩脉、伏脉、小脉之鉴别。

短脉，指下不及本位，不是短缩于寸部，就是短缩于尺部。涩脉，不是指下不能满部，而是往来迟缓而艰涩。伏脉，指下推筋着骨始能摸到，无不及本位之象。小脉，三部皆小弱不振，无不满部之状。

【主病】

(1) 气血虚损，短气，肺虚诸病。

(2) 痰气食积阻碍。

【三部主病】

左寸短主心神不宁，或心气虚怔忡；右寸短肺气虚。左关短主肝气伤，右关短膈间气伤。左尺短少腹痛；右尺短肾阳衰。

【兼脉主病】

短数主心痛心烦；短滑数为酒客湿热伤神；浮短为伤血；沉短为痞结。

洪　脉

【脉象】

洪脉极大在指下。(《脉经·脉形状指下秘诀》)

来盛去衰。(《素问》)

来大去长。(《通真子》)

洪脉者，既大且数，指下累累如连珠，如循琅玕，而按之稍缓。(《诊宗三昧·师传三十二则》)

洪脉极大，状如洪水，来盛去衰，滔滔满指。(《四言脉诀》)

【鉴别】

洪脉与实脉之鉴别。

洪脉指下来盛去衰，根脚阔大但不坚硬；实脉轻按重按皆坚硬有力，不似洪脉，只是根脚大，按之却不坚硬。

【主病】

(1) 阳盛，壮热，烦躁，口渴，暑热汗泄等病，

(2) 阴亏血虚亡血诸病。

【三部主病】

左寸洪主心火亢盛，右寸洪主肺热炽盛；左关洪主肝火旺，右关洪主脾胃津伤；左尺洪主肾阴亏诸病，右尺洪主龙火上燔。

【兼脉主病】

洪大为热盛；洪浮为表热或阴亏虚热；沉洪为里热或热郁；洪紧为热结胀满诸病。

微 脉

【脉象】

微脉，极细而软，或欲绝，若有若无。(《脉经·脉形状指下秘诀》)

微脉似有似无，欲绝非绝而按之稍有模糊之状。(《诊宗三昧·师传三十二则》)

微之为言，近于无也，仲景曰："瞥瞥如羹上肥"，状其软而无力也。"萦萦如蚕丝"，状其细而难见也。古人"似有似无，欲绝非绝"八字，真为微脉传神。(《脉诀汇辨》)

【鉴别】

微脉与弱脉、细脉鉴别。

微脉指下极细而极软，按之稍有模糊之状。弱脉沉细而软，小弱分明，不似微脉之似有似无。细脉指下纤细，较微脉粗易

摸到。

【主病】

阳虚、失血、气血大伤、自汗吐利、肢厥等。

【三部主病】

寸微：左，阳虚心悸，右，肺虚气促；关微：左，阳虚中、满，右，脾胃虚寒不化；尺微：肾中元阳亏损，精血虚竭等。

【兼脉主病】

微而浮，主阳不足，身冷恶寒；微而沉，主脏寒下利腹痛；微而涩，主亡血。

紧　脉

【脉象】

紧脉数如切绳状。(《脉经·脉形状指下秘诀》)

紧脉往来有力，左右弹人手。(《素问》)

如转索无常（张仲景）。

如纫箪状（朱丹溪）。(以上俱见《濒湖脉学》引)

紧者，绷急而兼绞转之形也，多枭动夭矫之势，《素问》曰："往来有力左右弹人手。"则刚劲之概可掬。(《脉诀汇辨》)

【鉴别】

紧脉与弦脉、实脉、牢脉之鉴别。

紧脉按之如转索左右旋转而紧急，弦脉端直而长，无左右绞急之状，实脉强劲有力无转索状，牢脉重按至筋骨实大微弦而长。

【主病】

主寒邪为病，亦主诸痛，宿食，热为寒束，寒热交作。

【三部主病】

寸脉，左，外感寒邪，项强目痛，右，内伤寒盛，鼻塞膈壅；关脉：左，胁肋胀痛，右，寒湿凝滞腹内作痛；尺脉：左，腰脐作痛，右，奔豚疝疾。

【兼脉主病】

浮紧为伤寒邪在表；沉紧为寒邪在里；紧而数为热为寒束；紧而实为胀痛；紧而涩为寒痹。

缓　脉

【脉象】

缓脉去来亦迟，小快于迟。（《脉经·脉形状指下秘诀》）

缓不紧也，往来舒缓。（《诊家枢要》）

如丝在经，不卷其轴，应指和缓，往来甚匀。（张太素）

如初春杨柳舞风之象。（杨玄操）

如微风轻飐柳梢。（滑伯仁）

（以上三节见《濒湖脉学》）

【鉴别】

缓脉与迟脉、濡脉、虚脉、微脉之鉴别。

缓脉来去从容和缓不疾不徐，小快于迟脉；迟脉来去迟一息三至；濡脉指下绵软无和缓之象；虚脉浮大而软，来去迟缓，稍按无力；微脉按之欲无极细极软。

【主病】

（1）正常缓脉不主病，太过不及或兼见方为病态。

（2）风湿、中风、麻痹，眩晕，黄疸。

【三部主病】

寸脉：左，心气不足怔忡，项背急痛，右，肺气弱短气；关脉：左，风虚眩晕，右，脾虚湿侵；尺脉：左，肾虚寒小便数，女子月事多，右，真阳衰下寒脚弱。

【兼脉主病】

浮缓为伤风；沉缓为寒湿；缓浮大无力为阴虚；缓而细为湿痹，缓而沉细无力为阳虚。

芤 脉

【脉象】

芤脉浮大而软，按之中央空，两边实。（《脉经·脉形状指下秘诀》）

中空外实，壮如慈葱。（《濒湖脉学》）

芤脉者，浮大弦软，按之中空，中按虽不应指，细推仍有根气，纵指却显弦大，按之减小中空。（《诊宗三昧·师传三十二则》）

芤乃草名，绝类慈葱，浮沉俱有，中候独空。（《四言脉诀》）

芤草状与葱无异，假令以指候葱，浮候之，着上面之葱皮，中候之，正当葱中空处，沉候之又着下面之葱皮。（《脉诀汇辨》）

【鉴别】

芤脉与虚脉、革脉之鉴别。

芤脉浮大而软中空两边实；虚脉迟大按之豁然无力；革脉弦急而中空；如按鼓皮无两边实之象。

【主病】

主失血，吐血，衄血，下血，崩漏等。

【三部主病】

寸脉：左，火旺失血，右，肺阴伤失血；关脉：左，肝血不藏，右，脾血不摄；尺脉：左，便血，右，精漏。

【兼脉主病】

芤脉为气阴两伤；芤数为阴虚；芤虚为亡血失精；芤迟为阳虚失血；芤结促为阳虚挟瘀内结。

弦 脉

【脉象】

弦脉举之无有，按之如弓弦状。(《脉经·脉形状指下秘诀》)

弦脉按之不移，举之应手，端直如弓弦。(《诊家枢要》)

按之不移，绰绰如按琴瑟弦。(巢氏)(见《濒湖脉学》引)

弦如琴弦，轻虚以滑，端直以长，指下挺然。(《四言脉诀》)

弦之为义，如琴弦之挺直而略带长也。(《脉诀汇辨》)

【鉴别】

弦脉与长脉、紧脉、牢脉之鉴别。

弦脉长而挺长，如张弓弦；长脉迢直而长如循长竿末梢无如张弓弦状；紧脉如绞绳而有力无挺直象；牢脉沉伏之间应指有弦长之状，不似弦脉轻取如端直而长。

【主病】

肝风，痉病，胁痛，拘急腹痛，痰饮，疟癖，疝溃等。

【三部主病】

寸脉：左，头痛，右，胸膈多痰；关脉：左，痰疟癥瘕，右，胃寒胸腹痛；尺脉：左，寒饮在下焦，右，足挛疝痛。

【兼脉主病】

浮弦主支饮；沉弦主悬饮；弦数多热；弦迟多寒；弦大主虚证；弦小主拘急；单手弦主饮癖，双手弦主寒痼。

革 脉

【脉象】

革为皮革，浮弦大虚，如按鼓皮，内虚外急。(《脉学辑要》)

革脉，弦而芤(仲景)。如按鼓皮(丹溪)。(以上《濒湖脉

学》引)

革脉者，弦大而数，浮取强直。重按中空，如鼓皮之状。（《诊宗三昧·师传三十二则》）

革大弦急，浮取即得，按之乃空，浑如鼓革。（《四言脉诀》）

【鉴别】

革脉与芤脉，虚脉鉴别。

革脉弦芤按之如鼓皮，芤脉浮大而软如捻慈葱，虚脉浮大而迟按之无力。

【主病】

中虚、表寒、精血不足，妇人半产漏下，男子亡血失精。

【三部主病】

寸革，左，心血虚痛，右、肺虚气壅；关革：左，疝瘕，右，脾胃虚寒痛；尺革：左，精泄，右，精血枯竭危殆。

【兼脉主病】

革而浮坚，表寒盛。革而滑大，亡血失精。革而缓怠无神，阴亏危候。

牢　脉

【脉象】

牢脉似沉似伏，实大而长，微弦。（《脉经·脉形状指下秘诀》）

牢脉者，弦大而长，举之减小，按之实强，如弦缕之状。（《诊宗三昧·师传三十二则》）

牢在沉分，大而弦实，浮中二候，了不可得。（《四言脉诀》）

【鉴别】

牢脉与沉脉、伏脉、革脉鉴别。

牢脉弦长实大按之坚实，沉脉如绵裹砂，内刚外柔，伏脉必推筋至骨始见，革脉弦芤按之如鼓皮。

【主病】

积聚癥瘕，寒热凝结，心腹疼痛。

【三部主病】

寸牢：左，伏梁，右，息贲；关牢：左，积血，右，痞癖；尺牢：左，奔豚，右，疝瘕。

【兼脉主病】

牢而迟为痼冷；牢而数为积热；牢而坚为寒水停蓄。

濡脉（软脉）

【脉象】

软脉，极软而浮细。如棉在水中，轻手相得，按之无有。（《脉经·脉形状指下秘诀》）

按之无力，举之有余，或帛衣在水中，轻手与肌肉相得而软，名曰软。（《千金翼方》）

如水上浮沤。（《濒湖脉学》）

【鉴别】

濡脉与弱脉、微脉、细脉鉴别。

濡脉浮细无力而软，轻取乃得，如水上浮棉；弱脉沉细而软，按之始得；微脉沉取似有似无不绝如缕；细脉按之极细，不似濡脉重按即无。

【主病】

亡血，气虚，心烦惊悸，骨蒸，遗精，汗泄，脾湿四肢沉重。

【三部主病】

寸濡：左，惊悸健忘，右，膝虚自汗；关濡：左，血不营筋，右，脾虚湿浸，尺濡：左，精血不足，右，命火衰微。

【兼脉主病】

濡而弦为眩晕肢麻；濡而细为脾虚湿浸，濡而涩为亡血；濡而浮为卫阳虚，濡而沉小为肾虚遗精。

弱 脉

【脉象】

弱脉，极软而沉细，按之欲绝指下。（《脉经·脉形状指下秘诀》）

弱脉细小见于沉分，举之则无，按之乃得。（《四言脉诀》）

沉而且细且小，体不充，势不鼓也。（《脉诀汇辨》）

弱脉者，沉细而软，举之如无，按之乃得。（《诊宗三昧·师传三十二则》）

【鉴别】

弱脉与微脉、濡脉、细脉之鉴别。

弱脉沉细而软；微脉似有似无；濡脉浮取而软如水上浮棉；细脉浮沉皆有但细减如丝。

【主病】

元气虚耗，阳气衰微，精血虚弱等病。

【三部主病】

寸弱：左，惊悸健忘，右，自汗短气；关弱：左，肝血亏耗筋挛急，右，泄泻；尺弱：左，阴液亏耗，右，阳陷入阴。

【兼脉主病】

弱而浮主表寒或气虚；弱而涩为血虚；弱而细为阴虚；弱而沉数为遗精，女子崩漏；弱而弦细为血虚筋萎；弱而软为自汗出。

散 脉

【脉象】

散脉大而散，……有表无里。（《脉经·脉形状指下秘诀》）

涣散不收。（崔氏）

无统纪，无拘束，至数不齐，或去多来少，涣散不收，如扬花散漫之象（柳氏）。

（以上见《濒湖脉学》）

散脉者，举之浮散，按之则无，去来不明，漫无根蒂。

（《诊宗三昧·师传三十二则》）

散脉浮乱，有表无里，中候渐空，按则绝矣。（《四言脉诀》）

自有渐无之象，亦散乱不整之象也。当浮候之，俨然大而成其为脉也；及中候之，顿觉无力而减其十之七八矣；至沉候之，杳然不可得而见矣。（《脉诀汇辨》）

【鉴别】

散脉与濡脉、虚脉、芤脉之鉴别。

散脉浮而虚大按之轻飘无根；濡脉浮而细软；虚脉浮而虚大按之无力，但无散漫无根之象；芤脉浮而中空如捻慈葱。

【主病】

气血耗散，脏气垂绝，孕妇未足月者胎欲堕，已足月者将临盆。

【三部主病】

寸散：左，怔忡不宁，右，自汗淋漓；关散：左，胀满，溢饮，右，胻腑肿；尺散：左，肾水枯竭，右，阳气消亡。

【兼脉主病】

心脉散为怔忡；肺脉散为汗出；肝脉散为溢饮；脾脉散为胻肿；肾脉散为危候。

细　脉

【脉象】

细脉，小大于微，常有，但微耳。（《脉经·脉形状指下秘诀》）

细之微义，小也，状如线也。(《诊家正眼》)

细脉累累细如丝，应指沉沉无绝期。(《濒湖脉学》)

细脉往来如发，而指下显然。(《诊宗三昧·师传三十二则》)

细直而软，垒垒萦萦状如丝线，较显于微。(《四言脉诀》)

【鉴别】

细脉与微脉、濡脉之鉴别。

细脉指下细如丝大于微；微脉指下微弱模糊似有似无；濡脉浮取而柔细重按则无。

【主病】

气血虚，诸虚劳损，亦主湿邪盛阳气微。

【三部主病】

寸细：左，怔忡不寐，右，气怯呕吐；关细：左，肝血虚，右，脾虚胀满；尺细：左，泄利遗精，右，下元冷惫。

【兼脉主病】

细数为热；细紧为寒；细沉为湿痹；细弱为盗汗；细微为冷利；细弦为肝虚或寒澼；细涩为血虚或反胃。

伏　脉

【脉象】

伏脉极重指按之，着骨乃得。(《脉经·脉形状指下秘诀》)

伏脉者，隐于筋下，轻取不得，重按涩难，委曲求之，附着于骨。(《诊宗三昧·师传三十二则》)

伏为隐伏，更下于沉，推筋着骨，始得其形。(《四言脉诀》)

伏之为义，隐伏而不见之谓也，浮中二候绝无影响，虽至沉候亦不可见，必推筋至骨，方始得见耳。(《脉诀汇辨》)

【鉴别】

伏脉与沉脉、短脉之鉴别。

伏脉按之着骨始得；沉脉按之即得；短脉尺寸短涩，中部显然。

【主病】

停痰，积滞，霍乱，水气，痞塞，疝瘕、厥逆等。

【三部主病】

寸伏：左，血郁，右，气郁；关伏，左，肝血寒凝，右，水谷积滞；尺伏：左，疝瘕，右，肾精虚寒。

【兼脉主病】

伏数为热厥；伏迟为寒厥。

动　脉

【脉象】

动脉见于关上，无头尾，大如豆，厥厥然动摇。（《脉经·脉形状指下秘诀》）

动脉见于关上下，无头尾，如豆大，厥厥动摇。（《濒湖脉学》）

动脉者，厥厥动摇，指下滑数如珠，见于关上。（《诊宗三昧·师传三十二则》）

动无头尾，其形如豆，厥厥动摇，必兼滑数。（《四言脉诀》）

【按】《脉经》谓动脉见于关上，似乎动脉只有关部可见，于理不合，当从濒湖见于关上下，尺寸皆可见，较为合理。

【鉴别】

动脉与滑脉、数脉之鉴别。

动脉厥厥动摇无头尾；滑脉诸部皆滑数流利，不似动脉之无头尾；数脉指下滑数，一息六至，无厥厥动摇之象。

【主病】

痛证，惊悸，气郁，拘挛，亡精，崩漏。

【三部主病】

寸动：左，惊悸，右，自汗；关动：左，拘挛，右，脾胃痛；尺动：左，遗泄，右，龙火上炎。

【兼脉主病】

动滑为痰；动数为热；动弱为惊悸；动实为痛为痹；动芤为失精亡血；动浮为表邪。

促　脉

【脉象】

促脉，来去数，时一止，复来。（《脉经·脉形状指下秘诀》）

促脉如蹶之趣，徐疾不常。（《濒湖脉学》引黎氏）

促脉者，往来数疾中忽一止复来。（《诊宗三昧·师传三十二则》）

促之为义，于急促之中，时见一歇止。（《脉诀汇辨》）

【鉴别】

促脉与结脉、代脉之鉴别。

促脉往来数时一止复来，结脉往来迟缓中有歇止，代脉动而中止，不能即刻自还，须臾再复动，不似结促之有力。

【主病】

火亢，或停痰、伤食、结胸，气郁促急、肩背痛、下利遗精等。

【三部主病】

寸促：左，心火亢盛，右，肺气壅逆；关促：左，血滞，右，宿食；尺促：左，遗精，右，相火灼热。

【兼脉主病】

促而洪实有力为热，为邪滞经络；促而无力为损小，为虚脱。

结 脉

【脉象】

结脉，往来缓，时一止，复来。（《脉经·脉形状指下秘诀》）

结脉者，指下迟缓中，频见歇止，而少顷复来。（《诊宗三昧·师传三十二则》）

结为凝结，缓时一止，徐行而怠。（《四言脉诀》）

【鉴别】

见促脉。

【主病】

气血凝滞，老痰内结，宿食停积，亦主气血不足。

【三部主病】

寸结：左，癥瘕，右，痰滞食停，尺结：左，痿躄，右，阳衰阴寒盛。

【兼脉主病】

结而浮主寒邪滞于经脉；结而沉为气郁；结而涩为气血郁滞；结而虚为气血不足；结而滑为老痰或水饮。

代 脉

【脉象】

代脉，来数中止，不能自还，因而复动。（《脉经·脉形状指下秘诀》）

脉至还入尺，良久方来。（《濒湖脉学》引吴氏）

代为禅代，止有常数，不能自还，良久复动。(《四言脉诀》)

【鉴别】

见促脉。

【主病】

脏气虚衰，脾脏败坏，中寒，吐利腹痛。

【三部主病】

寸代：左，心悸，右，气衰；关代：左，胁肋痛，右，脾衰腹胀；尺代：左，足寒，右，阳绝。

【兼脉主病】

代而迟缓为脾气绝；代而沉细为泄利；代而数为溲便脓血；代而微细为津液枯干。